VERGLEICHENDE UNTERSUCHUNGEN

über die

RESORPTION UND WIRKUNG

VERSCHIEDENER

ZUR CUTANEN BEHANDLUNG VERWANDTER

QUECKSILBERPRÄPARATE

von

Dr JULIUS NEGA
Assistenten der Klinik für Syphilis und Hautkrankheiten
zu Strassburg i. Els.

STRASSBURG
VERLAG VON KARL J. TRÜBNER.
1884.

Herrn PROFESSOR KÖBNER

Hochachtungsvoll

gewidmet

vom

VERFASSER.

INHALTSVERZEICHNISS.

VORWORT.

Im Anschluss an meine Dissertation[1] betraute mich Herr Prof. Köbner in Berlin mit einigen, die Quecksilberausscheidung während und nach verschiedenen, besonders cutan sowie subcutan angewandten Präparaten vergleichenden Untersuchungen, welche von klinischem, sowie physiologischem Interesse erschienen. Es sollten, namentlich unter beständiger Berücksichtigung der kurativen Wirkung, einerseits die Ausscheidungsverhältnisse bei Schmierkuren mit ganz frischer, rein metallischer und mit älterer fettsaures Oxydul- und Oxydhaltiger Salbe, ferner mit Sapo mercurialis nach Oberländer, andrerseits — behufs möglichster Ausschliessung der Verdunstung und der Aufnahme durch die Respiration — bei Application verschieden grosser Quecksilberpflaster, ferner bei Einreibung gleicher Salbenmengen auf kleine oder grosse Hautbezirke unter einander verglichen, sowie die Einwände Schuster's und Schridde's gegen die Häufigkeit der positiven Quecksilberfunde im Harn von Vajda und Paschkis und ihre Angabe, dass ihren häufigen negativen Befunden im Harn regelmässig positive in den Fæces gegenüberständen, geprüft werden.

1. Nega, Beitrag zur Elimination des Merkurs. 1882. Strassburg, bei Trübner.

Entsprechend jener Fragestellung wurden in hiesiger Klinik, deren Einrichtungen für die Vermeidung einer mit Quecksilber verunreinigten Luft die denkbar günstigsten Bedingungen liefern, umfangreiche Versuche mit einem nach Lucien Lebeuf's Vorschrift ohne Zuhilfenahme alter grauer Salbe und ranzigen Fettes frisch bereiteten Ung. hydrarg. dupl. ph. gall., mit ölsaurer Quecksilberoxydsalbe (nach Marshall, Vajda), mit Sapo mercurialis (nach Oberländer), mit Quecksilberpflastermull (nach Beiersdorff und Unna) angestellt und die Ausscheidung des Quecksilbers dabei durch mehr als 400 Analysen von mir geprüft.

Leider war es mir nicht möglich, das obige Programm in seiner vollen Ausdehnung zu erfüllen, insbesondere bleibt der Vergleich zwischen Dauer und Mengen der Elimination bei subcutanen und cutanen Curen ungelöst, auch wurden die Differenzen bei täglichen oder nur viertäglichen Bädern nicht in Betracht gezogen. Andern Fragen wurde durch sinnentsprechende andere Präparate zu entsprechen gesucht (Ung. hydrarg. dupl. Lebeuf verglichen mit Oleat statt gewöhnlichem frischem Ung. cin. und altem). Auch die Frage der Hautresorption bei möglichster Ausschliessung der Verdunstung konnte ich noch nicht in definitiver Weise erledigen und behalte mir vor, späterhin weitere Untersuchungen darüber anzustellen.

KAPITEL I.

Die Untersuchungsmethode.

Die nachstehenden Untersuchungen wurden mit Hülfe der Ludwig-Fürbringer'schen Methode ausgeführt. Da ich dieselbe nicht in ihrer ursprünglichen Gestalt anwandte, sondern einige Modificationen einzuführen für zweckmässig hielt, so muss ich einige Worte über diese Methode und über die Art und Weise, wie ich bei meinen Untersuchungen verfahren habe, vorausschicken.

Fürbringer giebt an, man solle in den ungesäuerten Harn auf 500 Ccm. etwa 0,25 grm. Messingwolle eintragen. Der Harn wird dann auf 60—70° erwärmt und längere Zeit stehen gelassen. Nachher wird die Messingwolle in heissem Wasser, Alkohol und Aether der Reihe nach gewaschen, getrocknet und in eine an einem Ende capillar ausgezogene Röhre eingeführt, deren anderes Ende dann ebenfalls kapillar ausgezogen wird. Das die Messingwolle enthaltende Mittelstück wird erhitzt, wobei das Quecksilber in die Kapillaren überdestillirt. Man bringt ein Körnchen Jod in die Kapillaren und erwärmt vorsichtig. Es bilden sich rothe Ringe von Quecksilberjodid.

Drei Jahre nach Veröffentlichung der Fürbringer'schen Methode gab Dr. Schridde[1] aus Aachen einige praktische Abänderungen derselben an.

Er machte der Fürbringer'schen Methode folgende Vorwürfe:

1) Es kann nicht zweckmässig erscheinen, auf die ohnehin minimalen Quecksilbermengen an zwei verschiedenen Orten Rücksicht nehmen zu müssen.

2) Die Jodirung des Quecksilber-Beschlages in den Kapillaren ist deswegen nicht «ganz einfach», weil auch bei dem vorsichtigsten Erhitzen leicht in dem dünnwandigen Kapillarröhrchen stellenweise eine so hohe Temperatur entstehen kann, dass das rothe Quecksilberoxyd sich verflüchtigt, oder wenigstens in die hellgelbe, nicht charakteristisch gefärbte Jodverbindung verwandelt wird.

3) Da vor dem Einbringen des Jods der Messingpfropf nicht aus der Röhre entfernt werden kann, so sublimiren leicht die Jodverbindungen des Zinks und Kupfers ebenfalls in die Kapillaren und verdecken den geringen Quecksilberbeschlag.

Die Berechtigung des ersten Einwands liegt auf der Hand und ist auch von anderen anerkannt worden.

Was den zweiten Punkt betrifft, so lässt es sich wohl leicht vermeiden, dass in den Kapillaren eine so hohe Temperatur entsteht, bei welcher das rothe Quecksilberjodid sich verflüchtigt. Entsteht aber die gelbe Modification, so kann man sie leicht in die rothe überführen, indem man entweder noch etwas vorsichtig erwärmt oder noch etwas Jod zuführt.

Mit dem dritten Punkte bin ich vollständig einverstanden, und habe bereits in einer früheren Publica-

[1] Berliner klin. Wochenschrift 1881, Nr. 34.

tion[1] vorgeschlagen, dass man vor dem Einführen des Jods die Kapillaren von dem Mittelstück trennen solle.

Schridde gebrauchte gleichmässig weite 12 cm. lange Verbrennungsröhren von höchstens 1 cm. Durchmesser, welche an einem Ende zusammen geschmolzen und rund aufgeblasen werden.

Er giebt an, dass bei seiner Methode die Jodirung sich äusserst leicht und exakt ausführen lässt.

Das untere Ende des Röhrchens wird 5—10 Minuten lang über einem Bunsen'schen Brenner erhitzt, um das Quecksilber abzutreiben. Alsdann lässt er den Messingpfropf durch Umklippen herausfallen und wirft auf den heissen Boden ein Körnchen Jod von kaum sichtbarer Grösse, d. h. von so geringen Dimensionen, dass sich nur eine violette Dampfschicht am Boden des Rohres bildet, und durchaus keine Sublimation von Jodkrystallen auftritt.

Letztere Bedingung zu erfüllen, ist nicht so leicht.

Ein Körnchen Jod, welches kaum sichtbar ist, lässt sich eben schwer fassen, eine Sublimation von Jodkrystallen findet aber stets statt, wenn die Hitze nicht so gross ist.

Eine Methode, welche von der Geschicklichkeit des Untersuchenden absolut unabhängig ist, verdient wohl den Vorzug.

Ich sehe in der Schridde'schen Methode nur zwei Vorzüge:

1) die Entfernung der Lamette vor Einführen des Jods;

2) die Ablagerung des Quecksilbers an nur einer Stelle statt an zweien.

[1] Nega, Ein Beitrag zur Frage der Elimination des Mercurs. 1882.

Das Kapillarrohr mit einer gleichmässig weiten Röhre von 1 cm. Durchmesser zu vertauschen, scheint mir nicht zweckmässig, weil die vorhandene Menge Quecksilber resp. Quecksilberjodid sich auf einem viel grösseren Raume ablagern muss und dadurch die Intensität der Färbung des «Ringes» geringer wird. Es wird hierdurch jedenfalls die Erkennung geringer Mengen nicht erleichtert.

Wenn man den Messingpfropf 5—10 Minuten lang über dem Bunsen'schen Brenner erwärmt, so kann es sich ereignen, dass derselbe mit der Wandung der Glasröhre zusammenschmilzt, alsdann bemüht man sich vergeblich, ihn durch Umklippen heraus zu befördern.

Ferner giebt Schridde an, dass bei seiner Methode das Ausziehen der Glasröhren nach dem Einbringen des Metallpfropfes, welches bei einem Verbrennungsrohr — sagt Schridde — sich ohne Gebläse schwer bewerkstelligen lässt, fort fällt.

Ich habe mich bei zahlreichen früheren Analysen der ursprünglichen Fürbringer'schen Methode bedient und habe eine Gebläse nie nöthig gehabt, um meine Röhren herzustellen. Wenn man Röhren von 6—7 mm. Lumen und nicht über 1 mm. dicken Wandungen nimmt, genügt ein einfacher Bunsen'scher Brenner vollkommen, um ihnen jede beliebige Gestalt zu geben; dickere Röhre anzuwenden, halte ich für unnöthig.

Ich gebrauchte bei meinen Untersuchungen, wie Fürbringer, die käufliche Lametta. Die Lametta amalgamirt sich in sauren Lösungen mit grosser Leichtigkeit.

Die Aufbewahrung der Lametta erheischt grosse Vorsicht, da dieselbe aus der Luft leicht Quecksilberdämpfe an sich zieht.

Eine Quantität Lametta, welche etwa sechs Wochen lang in meinem Laboratorium gelegen hatte, in welchem der Harn, der auf Quecksilber untersucht wurde, sich befand, ergab am Ende dieser Frist bei der Untersuchung von 5 verschiedenen Proben jedesmal deutliche rothe Ringe von Quecksilberjodid. Es kann dies zwar nicht wundern, denn es ist sehr wahrscheinlich, dass beim Erwärmen des Harns ein Teil des in ihm enthaltenden Quecksilbers sich mit den Wasserdämpfen verflüchtigt. Mag diese Quantität auch gering sein, so wird es doch, wenn täglich 10—12 Liter Harn untersucht werden, mit der Zeit ziemlich viel.

Auch Lametta, welche in einem anderen Zimmer, in dem früher mit Quecksilber gearbeitet worden war, in der Schublade eines Schreibtisches aufbewahrt wurde, zeigte, nachdem sie 14 Tage an dem benannten Orte gelegen hatte, Spuren von Quecksilber. Der Nachweis gelang bei 8 Untersuchungen 3 mal. Man sieht hieraus, dass die betreffende Menge Quecksilber sehr gering war und hart an der Grenze der Nachweisbarkeit lag, da jedoch die Methode eine solche Emnpfidlichkeit besass, dass sie den Nachweis so kleiner Mengen gestattete, so musste auf diese Fehlerquelle Rücksicht genommen werden.

Lametta, die in einem Glaspokal mit eingeriebenem Deckel in einem leer stehenden Zimmer aufbewahrt wurde, zeigte bei wiederholter Untersuchung niemals die geringsten Spuren von Quecksilber.

Lametta, die frisch von auswärts bezogen war, erwiess sich als quecksilberfrei.

Aus dem obengenannten geht hervor, dass es nicht genügt, die Lametta einmal zu untersuchen, sondern man muss die Untersuchungen periodisch wiederholen, womöglich täglich, und gleichzeitig mehrere Probe-

Analysen machen. Das ist freilich sehr zeitraubend und langweilig, aber unerlässlich.

Ob sich diese Fehlerquelle in einem grösseren chemischen Laboratorium, wo Quecksilber-Verbindungen jeder Art aufbewahrt und angewandt werden, wo insbesondere regulinisches Quecksilber als Sperrflüssigkeit Anwendung findet, leichter vermeiden lässt, scheint mir nicht wahrscheinlich.

Um mir die tägliche Untersuchung der Lametta zu ersparen, und eine absolute Sicherheit zu haben, dass das zur Untersuchung verwandte Material absolut frei von jeglicher Beimengung von Quecksilber sei, verfuhr ich also:

Die Lametta wurde in kleinen Quantitäten, soviel wie ich gerade für den Tag brauchte, in einer Röhre von schwer schmelzbarem Glase im Wasserstoffstrom energisch erhitzt. Ist Quecksilber vorhanden gewesen, so muss es sich hierbei verflüchtigen. Die Oxydation des Kupfers wird durch den durchgeleiteten Wasserstoff vermieden und etwaiges Kupferoxyd zu Kupfer reducirt. Das Zink verflüchtigt sich grösstenteils auch, die Lametta nimmt die Farbe des Kupfers an und wird spröder. Nach längerem Erhitzen wurde die Glasröhre an einem Ende zugeschmolzen, während das andere Ende bis zum völligen Erkalten der Röhre mit dem Wasserstoff-Entwickelungsapparat in Verbindung blieb. Wenn die Röhre völlig erkaltet war, wurde auch das andere Ende geschlossen, und die Lametta in dieser Röhre bis zum Gebrauch aufbewahrt.

Zur Untersuchung kamen fast stets 1 $^1/_2$ Liter Harn. Erhielt ich weniger Urin, so wurde derselbe bis zum folgenden Tage aufgehoben und gleichzeitig mit dem Urin des folgenden Tages untersucht.

Der mit dem Menstrualsekret verunreinigte Harn wurde meistens von der Untersuchung ausgeschlossen, weil ich mich überzeugte, dass in einem Eiweiss oder Blut in grösserer Menge enthaltenden Harne, der Nachweis bedeutend schwieriger ist. Da es mir aber darauf ankam, vergleichbare Resultate zu erhalten, so musste ich auch möglichst gleiche Vorbedingungen herzustellen suchen.

Der Harn wurde mit Salzsäure angesäuert, dann in $1\frac{1}{2}$ Liter Harn 0,15—0,25 grm. Lametta eingetragen, absichtlich relativ weniger, wie Fürbringer angiebt.

Nimmt man weniger Lametta, so lässt sich die Gefahr, dass sich später beim Erhitzen in der Glasröhre Wasserdämpfe entwickeln und das Quecksilber mit sich fortreissen, wohl leichter vermeiden.

Der Harn wurde hierauf im Wasserbade auf 60—80° C. erwärmt und blieb dann bis zum nächsten Tage stehen. Am anderen Morgen wurde der Harn abgegossen und die Lametta zuerst in heissem Wasser, dann in Alcohol gewaschen. Nachdem der Alcohol abgegossen, wurde die Lametta auf das genaueste gereinigt und sorgfältig getrocknet.

Eine noch so geringe Menge Wasserdampf vereitelt das Gelingen der Analyse vollständig.

Hierauf wurde die Lametta in eine nach einer Seite zu kapillar ausgezogene Röhre gebracht, das andere Ende jedoch nicht kapillar ausgezogen, sondern in einiger Entfernung vom Messingpfropf zugeschmolzen.

Die zu den Analysen verwendeten Glasröhren hatten ein Lumen von 5—6 mm. bei einer Dicke der Wandung von etwa 1 mm.

Um dieselben kapillar auszuziehen, benutzte ich einen Bunsen'schen Brenner mit einem nach oben breiter werdenden Aufsatz, so dass die Flamme eine Breite von über 4 cm. besitzt.

Die Kapillarröhre hat einen Durchmesser von 1 $^1/_2$—2 mm. und ist 10—12 cm. lang.

Das Hauptstück hat gleichfalls eine Länge von 10—12 cm., nach dem Zuschmelzen etwa 4—5 cm.

Es wird zuerst das der Kapillaren gegenüber liegende Ende, alsdann das gesammte Mittelstück mitsammt der Lametta stark erhitzt. Ist die Röhre heiss geworden, so genügt eine Bewegung derselben, und die Lametta fällt von dem weniger erhitzten Uebergangsteil in das stärker erhitzte zugeschmolzene Ende der Röhre.

Die Quecksilberdämpfe sublimiren bei diesem Erhitzen in die Kapillaren und setzen sich an der Grenze der erhitzten Partie ab.

Hierauf wird das Endstück mitsammt dem Messingpfropf abgeschmolzen und es bleibt nur die Kapillare mit einer kolbigen Auftreibung zurück, deren Grösse nicht wesentlich in Betracht kommt.

Es handelt sich nun darum, in die Kapillaren eine minimale Menge Jod hineinzubringen.

Oft genug habe ich mich überzeugt, dass ein Fehler bei der Jodirung die hauptsächlichste Ursache für resultatlose Analysen ist. Es ist eben schwer, ein Körnchen von kaum sichtbarer Grösse hineinzubringen, hat man aber ein Ueberschuss von Jod eingeführt, so verflüchtigt sich beim Versuche, denselben durch Erhitzen fortzuschaffen, sehr oft mit dem Jod auch das Quecksilber.

Bei Kapillarröhren gelingt es auch manchmal nicht, das Körnchen Jod in die Nähe des muthmasslichen Quecksilberbeschlags zu bringen, besonders dann, wenn das Endstück Spuren von Feuchtigkeit enthält.

Ich versuchte daher ein anderes Verfahren der Jodirung. Ich nahm ein Becherglas, welches durch einen mehrfach durchbohrten Pappdeckel zugedeckt wurde. Auf den Boden des Becherglases warf ich ein Paar Körnchen Jod, durch die Löcher steckte ich die Kapillarröhren mit dem kolbigen zugeschmolzenen Ende nach oben — und liess das Ganze bis zum nächsten Tage stehen.

Auf diese Weise gelingt es mit Leichtigkeit, die erwünschte minimale Menge Jods einzuführen und es ist gewiss leichter zu vermeiden, dass ein Ueberschuss von Jod in die Röhrchen hineingelangt, wie bei dem früher gebräuchlichen Verfahren.

Man kann die Quantität des einzuführenden Jods sehr fein differenziren, sei es dass man mehr oder weniger Jod in das Becherglas hineinwirft, oder dass man die Kapillaren längere oder kürzere Zeit mit den Joddämpfen in Berührung lässt.

Auch gestattet dies Verfahren die Jodirung an zahlreichen Glasröhren gleichzeitig vorzunehmen und man erspart sich hierdurch viel Zeit und Mühe.

Die Jodirung geht spontan vor sich, die Geschicklichkeit des Untersuchenden ist ausgeschlossen.

Da sich Jod und Quecksilber schon bei Zimmertemperatur zu Jodid vereinigen können, so findet man oft am anderen Tage den charakteristischen rothen Ring fertig vor, wenn nämlich die Lametta gut getrocknet war.

Findet man ihn noch nicht, so bedarf es noch eines gelinden Erwärmens, um das Quecksilber zum Vorschein zu bringen. Oft bildet sich dabei die gelbe Modification, welche man dann durch Erhitzen, oder leichter, indem man die Kapillaren noch einige Zeit den Joddämpfen aussetzt, in die rothe überführt, was besonders empfehlenswerth ist.

Obwohl mir die gelben Ringe ein so charakteristisches Aussehen zu haben scheinen, dass man sie kaum mit etwas anderem verwechseln kann, so habe ich doch nie unterlassen, dieselben in die rothe Modification überzuführen.

Eine sehr werthvolle Kontrole der makroskopischen Untersuchungs-Resultate gewährt die mikroskopische Untersuchung.

Während bei blosser Betrachtung mit dem unbewaffneten Auge ein Irrthum bei sehr kleinen Quantitäten denkbar ist, gestattet die mikroskopische Untersuchung die Anwesenheit des Quecksilbers mit absoluter Gewissheit zu erkennen.

Ich habe daher in vielen Fällen, stets aber wenn die Ringe eine geringe Intensität besassen, oder nur Spuren von Quecksilber nachweisbar waren, die Ringe mir unter dem Mikroskop bei schwacher oder mittelstarker Vergrösserung angesehen.

Obwohl ich nicht glaube, dass bei anderen Autoren, welche vor mir Harnuntersuchungen auf Quecksilber gemacht haben, eine Verwechselung des Quecksilberjodids mit Arsenjodür stattgefunden habe, so schützt doch die mikroskopische Untersuchung auch gegen diesen Vorwurf.

Die gelben Ringe können aus Quecksilberjodür oder Quecksilberjodid bestehen.

Das Quecksilberjodür sublimirt bei vorsichtigem Erhitzen ohne Zersetzung in gelben rhombischen Krystallen, die sich beim Erwärmen, von 70° an, ohne Aenderung ihrer Zusammensetzung stärker und stärker roth färben, und bei 220° granatroth sind, aber beim Erkalten ihre ursprüngliche Farbe wieder annehmen.

Das Quecksilberjodid krystallisirt in intensiv rothen Quadratoctaedern. Beim Erhitzen ändert es plötzlich seine Farbe, wird gelb und sublimirt in goldgelben glänzenden rhombischen Krystallen, welche bei gewöhnlicher Temperatur nach kürzerer oder längerer Zeit wieder in Aggregate der rothen quadratischen Krystalle übergehen.

Ich möchte noch hinzufügen, dass die gelben Ringe, welche man bei leichtem Erwärmen erhält, meist amorph erscheinen. Setzt man sie noch eine Zeit lang den Joddämpfen aus, so werden sie völlig roth, lassen jedoch auch dann die Krystallform oft genug nicht deutlich erkennen. Erhitzt man jedoch, so erhält man stets die charakteristischen Krystallformen. Das Gesichtsfeld ist dann mit zahlreichen rhombischen Platten und Prismen bedeckt. Bei weiterem Erhitzen verlieren diese Krystalle ihre scharfen Conturen und hier und da tritt unter ihnen ein rother Octaeder der anderen Modification auf. Schliesslich sieht man nur noch Octaeder, welche meist zu dendritischen Agglomeraten vereinigt sind[1].

Was die Feinheit der Methode gegenüber der ursprünglichen von Fürbringer, wie sie von V. Lehmann angegeben wird, betrifft, so will ich nur noch anführen, dass es mir in einer Anzahl von Probeanalysen gelang, in 1 Liter normalen quecksilberfreien Harns $^{2}/_{10}$ Milligramm, in einigen auch noch $^{1}/_{10}$ Milligramm hinzugefügten Sublimates nachzuweisen.

[1] Das Arsenjodür bildet glänzende rothe hexagonale Tafeln (Boedecker.) Vergl. Anorganische Chemie von Michaelis, Graham-Otto 1881, p. 462.

KAPITEL II.

Allgemeines, Literatur, Kritiken.

Seit Jahren wird in der syphilidologischen Literatur die Frage erörtert, welcher der wirksame Bestandteil der grauen Salbe sei und in welcher Form das Quecksilber durch die Haut zur Aufnahme gelange. Hieran schliesst sich eine andere, für den Praktiker höchst wichtige Frage, ob es zweckmässig sei, die graue Salbe beizubehalten oder sie durch ein anderes Präparat zu ersetzen.

Die älteren Kliniker glaubten, dass das Quecksilber als regulinisches Metall aufgenommen werde und als solches im Blute vorhanden sei.

Auch neuere Autoren, wie Oesterlein[1], Eberhard und Vogl, waren dieser Anschauung geneigt.

Buchheim hielt es sogar für wahrscheinlich, dass etwa resorbirtes Quecksilberoxyd im Körper zu regulinischem Quecksilber reducirt werde.

v. Hasselt (1847), Landerer (1849), Overbeck (1861), Blomberg (1868), glaubten nachgewiesen zu haben, dass regulinisches Quecksilber in's Blut gelange,

[1] Oesterlein, Handb. der Heilmittellehre, 5. Aufl. 1853.

was von Bärensprung (1847), Hoffmann, Rindfleisch (1870) und Fürbringer[1] (1880) auf das entschiedenste in Abrede gestellt wurde.

Endlich Fleischer in Erlangen (1877) stellte fest, dass die Metallteilchen nur in die oberen Schichten der Epidermis eindringen, aber nicht in das Blut und die Gewebe.

Nach den Angaben von Vogel und Boullay findet man fast alles Quecksilber in der grauen Salbe in regulinischem Zustande. Behandelt man die Salbe mit Aether, so bleibt fast nur metallisches Quecksilber zurück und Salzsäure und Essigsäure geben weder Sublimat noch essigsaures Quecksilber, wenn man sie einwirken lässt[2].

Indess gelang es Donavan nachzuweisen, dass ein Teil des Quecksilbers im Fett als Oxydulsalz vorhanden ist. Donavan glaubte, dass der Gehalt an fettsaurem Oxydul allein wirksam sei, dass in metallischem Zustand vorhandenes Quecksilber ohne Wirkung bleibt. Er rieth daher eine Salbe zu bereiten aus 500 grm. Fett und 25 grm. Quecksilberoxydul.

Bouchardat empfiehlt diese Salbe den Klinikern zur Anwendung und glaubt, dass hieraus grosse Ersparnisse und eine grössere Sicherheit der Anwendung resultiren würden.

Der Nachweis[3], dass ein Teil des Quecksilbers eine Verbindung mit dem Fett eingegangen hat, ist sehr einfach: Man erhält etwas Salbe 36 Stunden lang in geschmolzenem Zustande in einem Reagenzglas; am

[1] Virchow's Archiv LXXXII.

[2] Dictionnaire encyclopédique des sciences médicales, IIe série, Tome VII, Mercure.

[3] Répertoire général de pharmacie pratique par Dorvault. X[e] édition. Paris 1880, p. 732.

Boden des Glases setzt sich das metallische Quecksilber ab und darüber schwimmt eine ölige Flüssigkeit; filtrirt man dieselbe und leitet Schwefelwasserstoff ein, so erhält man einen Niederschlag von schwarzem Schwefelquecksilber.

Ueber den Procentgehalt der grauen Salbe an oxydirtem Quecksilber sind die Angaben der Autoren sehr verschieden.

Soubeiran[1] hat gefunden, dass wenn man graue Salbe untersucht, welche ohne Zuhülfenahme oxydirender Substanzen bereitet worden ist, die Quantität des im Fett suspendirten Quecksilberoxyds unbedeutend ist und viel zu schwach, um die therapeutische Wirkung der grauen Salbe zu erklären.

Nach Bärensprung[2] soll im Mittel $^1/_{72}$ des Gewichts der Salbe[3] aus Quecksilberoxyd bestehen. Bei dem Ung. hydrarg. cœrul. fortius ph. G.[4] nimmt Dorvault den Gehalt an HgO auf $2\,^0/_0$ an. (Ich erwähne dies, weil letzteres bei uns in Strassburg noch gewöhnlich angewandt wird.)

Auch Bärensprung hielt das in der grauen Salbe enthaltene Metall als nutzlos vergeudet und empfahl eine reine Oxydulsalbe.

In eine neue Phase trat diese Frage ein, als Voit die Ergebnisse seiner Untersuchungen mitteilte.

Voit[5] gab die Permeabilität der Haut für regulinisches Quecksilber und die Wirkung des Metallgehalts

[1] Traité de pharmacie théorique et pratique.

[2] Bärensprung, Ueber Quecksilberwirkung: Annalen der Charité VII, 2. 1856.

[3] Ung. hydrarg. cin. ph. Germ.

[4] Pommade mercurielle double.

[5] Karl Voit, Ueber die Aufnahme des Quecksilbers und seiner Verbindungen. Physiologisch-chemische Untersuchungen. Augsburg 1857.

der grauen Salbe zu, wies aber nach, dass das Quecksilber, bevor es zur Resorption gelange, gewisse chemische Veränderungen eingehen muss. Er nahm an, dass es in eine Doppelverbindung des Quecksilberoxyd-Albuminat mit Chlornatrium übergehe.

Man glaubte nun hieraus den Schluss ziehen zu dürfen, dass eine Salbe, in welcher das Quecksilber die präsumirte Veränderung zum Teil schon durchgemacht habe, mehr Chancen für die Wirkung habe, und empfahl von diesem Gesichtspunkte aus die Anwendung oxydhaltiger Salben.

Zu diesen theoretischen Gründen gesellten sich noch praktische.

Man warf der grauen Salbe vor: die wechselnde Zusammensetzung des Präparates und die Unmöglichkeit einer genauen Dosirung, die Verflüchtigung des metallischen Quecksilbers und die dadurch bedingte Verunreinigung der Luft (Vajda), die lange Zeit, welche man zu den Einreibungen benöthigt, das häufige Auftreten von Eczemen, schliesslich die grossartige Verunreinigung der Leibwäsche.

In jüngster Zeit wurde auch eine raschere Ausscheidung für andere Präparate in Anspruch genommen und aus diesem Grunde letzteren der Vorzug vindicirt. Freilich gehen die Ansichten über den Vorteil der raschen Ausscheidung sehr auseinander.

Köbner[1] glaubt in Uebereinstimmung mit den analytischen Ergebnissen von Vajda und Paschkis grade in dem langen Zurückbleiben des Quecksilbers nach Schmierkuren einen Vorzug derselben erkennen zu müssen, weil einer chronischen Vergiftung nur ein nachhaltig und chronisch wirkendes Mittel entgegenzu-

[1] Berliner klin. Wochenschrift, 1883, Nr. 11.

setzen sei, während A. Wolff[1] in der rascheren Ausscheidung des subcutan injicirten Glycocoll-Quecksilbers einen Vorzug erblickt, wenn die Kranken wegen eines neuen Schubes eine neue Behandlung benöthigen.

Ich werde nachfolgend die Schlüsse, welche die einzelnen Autoren aus den Resultaten ihrer Untersuchungen gezogen haben, eingehender besprechen, hier möchte ich nur einige Bemerkungen vorausschicken über die Resultate, zu denen ich durch eigene Untersuchungen gelangt bin.

Selbstverständlich kann das Quecksilber nur dann seine therapeutische Wirkung ausüben, wenn es zur Resorption gelangt. Den Beweis, dass es im Kreislauf circulirt, liefert uns der Nachweis des Quecksilbers im Harn; circulirt es aber im Blut, so können wir wohl nicht annehmen, dass es ohne Einfluss auf den Organismus bleiben sollte.

Aber nicht alles Quecksilber, welches zur Aufnahme gelangt, wird sofort ausgeschieden, ein Teil verlässt den Organismus in kurzer Zeit nach der Aufnahme, ein anderer Teil bleibt zurück. Die Proportion zwischen der zur Ausscheidung gelangten Quantität und der im Organismus zurückgehaltenen ist unbekannt, jedenfalls wechselt sie unter uns unbekannten Bedingungen.

Wie das Zurückbleiben des Quecksilbers zu erklären ist, wissen wir nicht, in welcher Form es im Organismus zurückbleibt, wissen wir ebenso wenig.

Voit nimmt an, dass es in einer unlöslichen Verbindung zurückbleibt. Unter welchen Bedingungen diese unlösliche Verbindung löslich wird, ist ebenfalls unbekannt.

[1] A. Wolff, Ueber die subcutane Anwendung des Glycocoll-, Asparagin- u. Alanin-Quecksilbers und deren Wirkung auf den syphilitischen Prozess, p. 58. Strassburg, J. Noiriel, 1883.

Warum ein Teil des absorbirten regulinischen Quecksilbers in eine lösliche, bald zur Ausscheidung gelangende, der andere aber in eine unlösliche zurückbleibende Verbindung verwandelt wird, ist gleichfalls noch eine offene Frage. Merkwürdig ist, dass auch bei Anwendung leicht löslicher Injectionspräparate ein Zurückbleiben des Quecksilbers stattfindet.

Ueber die Zeit des Zurückbleibens differiren die Angaben der Autoren. Vajda's Untersuchungen sprechen für eine jahrelange Remanenz des Quecksilbers, Schuster nimmt an, dass schon sechs Monate nach der Cur die Ausscheidung definitiv beendet sei.

Die Frage, ob wir im Stande sind auf therapeutischem Wege, z. B. durch Verabfolgung von Jodkali (Overbeck) oder durch Bäder verschiedener Art (Overbeck, Güntz), direkt einen Einfluss auf die Ausscheidung auszuüben, will ich hier nicht näher erörtern. Nach Schneider[1] (1861) ist ersteres nicht wahrscheinlich; die auf letzteres bezüglichen Angaben von Güntz nehmen auf die auch ohne Aachen resp. Schwefel- oder Salzbäder intermittirend vor sich gehende Quecksilberausscheidung nicht gebührend Rücksicht und sind daher nicht beweisend.

Da wir nun wegen des Zurückbleibens eines Teiles des absorbirten Quecksilbers durch den Nachweis des Quecksilbers in den Secreten (auch nicht bei quantitativer Bestimmung des in allen Secreten ausgeschiedenen Quecksilbers) keinen absolut sicheren Aufschluss über die Quantität des resorbirten Quecksilbers bekommen, da ferner hervorgehoben werden muss, dass bei Anwendung gleicher Mengen des gleichen Präparates

[1] Schneider, Wiener med. Jahrbücher, 17. Jahrgang. 1. Bd. 1861.

die Ergebnisse der Analysen relativ grosse individuelle Unterschiede zu zeigen pflegen, so werden wir nur mit Mitberücksichtigung der klinischen Resultate, sowie gestützt auf eine grosse Anzahl von Untersuchungen, relative Vergleiche über die Resorptionsfähigkeit und den therapeutischen Werth der verschiedenen zur Einreibung verwandten Präparate anstellen können.

Overbeck giebt an, dass das Quecksilber bei Schmierkuren nicht gleich in den ersten Tagen nach der Einverleibung zu finden ist.

Vajda beschreibt nur drei Fälle, bei welchen der Urin von Anfang an untersucht wurde, und fand in zwei Fällen (30. 31) das Quecksilber schon nach zwei Einreibungen, im dritten allerdings erst nach 7 Einreibungen. (In letzterem Falle (32) ist in den ersten 8 Tagen jedoch der Harn nur einmal untersucht worden.)

Meinen eigenen früheren Untersuchungen[1] gemäss glaubte ich in dem frühen Beginn der Ausscheidung bei Injectionen von löslichen Quecksilbersalzen einen wesentlichen Unterschied im Vergleich mit den Einreibungen zu erkennen, indess bin ich durch die Ergebnisse der zahlreichen nachfolgenden Untersuchungen belehrt worden, dass ein solcher durchgreifender Unterschied bezüglich des Beginns der Ausscheidung nicht besteht.

Die Erklärung der Unterschiede zwischen meinen früheren mehr negativen Angaben und den jetzigen glaube ich darin suchen zu müssen, dass ich durch eine zweijährige Uebung und gewisse Modification der

[1] Nega, Ein Beitrag zur Frage der Elimination des Mercurs. Inaug.-Dissertation, Strassburg 1882.

Untersuchungsmethode jetzt im Stande bin, kleinere Quantitäten mit grösserer Sicherheit nachzuweisen, auch wurden bei den nachfolgenden Untersuchungen je 1 $^1/_2$ Liter (gegen 1 Liter früher) Harn zur Analyse verwendet. Gegenüber den Angaben anderer Autoren ist auch der grössere Quecksilbergehalt des Ung. hydrarg. dupl. ph. gall., welches hier herkömmlicher Weise noch angewandt wird, gegenüber dem Ung. cin. ph. germ. zu erwähnen.

Ich habe in letzter Zeit fast nur Untersuchungen bei Patienten gemacht, die einer Schmierkur sich unterzogen, und könnte denselben nur wenige Fälle gegenüberstellen, die mit Injectionen behandelt wurden, ich bin daher nicht in der Lage, ein definitives Urteil abzugeben, hinsichtlich der Differenzen, welche zwischen beiden in der Ausscheidung vorhanden sind. Soviel jedoch steht fest, dass diese Differenzen nicht im Beginn der Ausscheidung zu suchen sind, sondern wahrscheinlich in der Quantität des in der Zeiteinheit aufgenommenen und in der Tagesmenge des Harns ausgeschiedenen Quecksilbers liegen.

Overbeck[1] kam auf Grund von Experimenten an zwei Katzen und zwei Hunden zu der Ueberzeugung, dass:

«die grössere Intensität der Einwirkung
«der einfachen Metallsalbe zugeschrieben
«werden müsse; zum mindesten, dass die
«Metallsalbe gewiss nicht schwächre wirkt,
«als eine reine Oxydulsalbe.»

Er giebt der Metallsalbe den Vorzug, weil:
«die regulinische Form des Mercurs das Ein-

[1] Overbeck, Mercur u. Syphilis. Berlin 1861, p. 63 ff.

«dringen des Mercurs in die Haut zu begünstigen «scheint; weil die Oxydulsalbe leichter Hyperämie und «Entzündung der Haut bewirkt, welche der Resorption «nicht förderlich sein kann. Wir können daher «dreist behaupten, dass für therapeutische «Zwecke der Gehalt des Ung. ciner. an fett-«saurem Oxydul ein völlig gleichgültiges «Ding ist. Eher möchte die Oxydulsalbe allerlei Un-«zuträglichkeiten im Gefolge haben, wie Entzündung «der Haut, die man lieber vermeidet.»

1857 empfahl Venot im Journal de Bordeaux das oleo-stearinsaure Quecksilberoxyd als Ersatzmittel für die graue Salbe und berichtete über günstige Erfolge bei Anwendung dieses Präparats bei allgemeiner Syphilis.

Das Präparat wusste sich indess keinen Eingang in die Spitalpraxis zu verschaffen und gerieth in Vergessenheit, welcher es durch Marshall[1] im Jahre 1872 wieder entrissen wurde.

Marshall kannte Venots Angaben offenbar nicht. Er fand, dass das Hydrarg. oxydat. flor. viâ humida parat. frisch bereitet und gut getrocknet in Oelsäure leicht löslich ist, besonders bei einer Temperatur von 300° Fahr. (166° C.). Er wandte drei verschiedene Lösungen von Oleat in Oelsäure an (NB. der Procentgehalt ist nach Quecksilberoxyd berechnet), eine 5 %, 10 % und 20 % Lösung.

Marshall sagt:

«Die gewöhnliche Quecksilbersalbe ist eine rohe «unwissenschaftliche Mischung, ist sehr schmutzig und

[1] Clinical lecture on the Treatment of «persistent» inflammation by the local application of solutions of the Oleate of Mercury and Morphia by John Marshall F. R. S. The Lancet, May 25, 1872.

«sehr verschwenderisch, weil nur ein kleiner Teil des «ihm mechanisch beigemengten Quecksilbers zur Resorp- «tion gelangt; die genannten Lösungen von Queck- «silberoleat hingegen sind reinlich und sparsam im «Gebrauch; da ferner die Diffusionsfähigkeit der Oel- «säure viel grösser ist, als jene der gewöhnlichen Oele «und Fette, und da selbst der tausendste Teil eines «Grans dieser neuen Präparate sein genaues Mass an «Quecksilber enthält, so werden sie von der Haut «mit bemerkenswerter Leichtigkeit absorbirt und mani- «festieren sehr prompt ihre Heilwirkung.

«Sie sollten nicht wie gewöhnliche Linimente ein- «gerieben werden, sondern blos mit einer Bürste appli- «cirt oder sanft mit einem Finger über den Teil «gestrichen werden; sonst können sie eine Reizung der «Haut, oder selbst einige Pusteln auf der Haut hervor- «bringen, besonders bei gewissen Personen mit zarter «Epidermis.

«Dieses Resultat kann man jedoch vermeiden, wenn «man eine kleine Quantität Olivenöl oder gereinigten «Speck hinzufügt, je nachdem man ein Oel oder eine «Salbe haben will.»

Marshall hat Lösungen von Quecksilberoleat bei verschiedenen Hautkrankheiten in Anwendung gebracht.

Auch bei Syphilis hat Marshall das Oleat angewandt.

Er empfiehlt die 10 % Lösung zur Localbehandlung bei nicht ulcerirten Formen von Hautsyphilis. Auf Excoriationen und Ulcerationen ist die Anwendung schmerzhaft. Auch bei Iritis und Orchitis syphilitica sah er entschiedene Besserung bei Anwendung der genannten Präparate.

Während Marshall das Oleat fast nur zur Localbehandlung syphilitischer Affectionen benützte und nebenbei Jodkalium gab, versuchte Berkley Hill[1] es zur Allgemeinbehandlung zu verwenden, und kam zu folgenden Schlüssen:

Erstlich, bei continuirlicher Anwendung bringt es schnell Quecksilberwirkungen hervor, und in hinreichenden Quantitäten angewandt, verursacht es Salivation.

Zum andern, bei Personen mit zarter Haut kann es heftige, jedoch selten länger als eine halbe Stunde andauernde Schmerzen verursachen, auch kann es Erythem und leichte Blasenbildung hervorrufen, man ist dann genöthigt eine schwächere Lösung anzuwenden (cf. Marshall).

Zu Einreibungen gebrauchte Berkley Hill das 20% Präparat und liess 1—2 mal täglich 1,25—1,87 grm. in die Lenden einreiben, bis die Haut fast trocken war, wozu 8—10 Minuten nöthig waren. Bei jeder Einreibung wurde der Ort gewechselt. Bei einmaliger Einreibung pro die oben genannter Quantität sah er nach 8 Tagen Schwellung des Zahnfleisches eintreten, bei zweimaliger schon nach 4 Tagen.

Auch die 10% Lösung wandte er local neben Jodkalium an, bei Leuten, die Quecksilber schlecht ertragen.

Der Autor sieht den grossen Vorzug des Oleats in der Rapidität seiner Absorption und giebt an, dass unter seiner Einwirkung syphilitische Papeln schnell zusammensinken und abblassen.

1874 veröffentlichte Vajda[2] die Resultate, die er bei Anwendung des ölsauren Quecksilberoxyds resp. eines Präparates, welches er durch Digeriren von

[1] Berkley Hill, The medical record, 1873, pp. 338, 339.

[2] Vajda, Ueber die Anwendung von oleinsaurem Quecksilberoxyd bei Syphilis. Wiener med. Presse, Nrn. 23 u. 24. 1874.

28 Gewichtsteilen des gelben Quecksilberoxyds mit 100 Gewichtsteilen Wasser und 100 Gewichtsteilen Stearinöl bei 100 °C. gewonnen hatte, erzielt hatte.

Er liess täglich 2—3 grm. einreiben und berichtete über den Erfolg folgendes:

« Bei den erythematösen frischen Formen waren « im Mittel 18 Einreibungen hinreichend, das Exanthem « zum Schwinden zu bringen. Die sklerotische Härte « der Primäraffection oder der Narbe derselben verblieb « noch in solchen Fällen 1 Monat länger, als das Exan« them erschienen war, und dann erst gelangte sie zur « Resorption. Vergleicht man nun in Bezug auf « die Wirkung das ölsaure Quecksilber« oxyd mit der grauen Salbe, so fällt der « Vergleich entschieden zum Vorteil des « ersteren aus. Die allgemeine Wirkung tritt in « vielen Fällen überraschend schnell auf.

« Im schlechtesten Falle bleibt die Wir« kung desselben nicht hinter der der grauen « Salbe zurück[1].»

Stomatitis sah Vajda im Verlaufe der Behandlung nie auftreten, Erythema zweimal, niemals aber vesiculöses oder knötchenförmiges Eczem.

Vajda untersuchte in 4 Fällen nach je 2 Einreibungen jedes Mal eine 48 stündige Harnmenge mit der Schneider'schen electrolytischen Methode. Das Resultat war indess negativ.

An der Strassburger Klinik wurde das ölsaure Quecksilberoxyd in zahlreichen Fällen in Anwendung gezogen, von denen ich nachfolgend nur dieje-

[1] Die Angaben Vajda's über die günstigere Wirkung des Oleats im Vergleich zur grauen Salbe, zumal bei Anwendung so kleiner Dosen (2—3,0), finden in meinen Untersuchungen keine Bestätigung.

nigen erwähne, bei denen gleichzeitig Harnuntersuchungen vorgenommen wurden.

Das Präparat habe ich von Herrn Apotheker F. Weber bezogen, welcher folgende Darstellungsweise als die zweckmässigste empfiehlt.

Auf ein Kilogr. gereinigte Oelsäure löst man etwa 240 grm. frisch präcipitirtes Quecksilberoxyd auf und erwärmt die Mischung in einem Dampfapparat bei 1 Atmosphäre Druck. Eine Reduction des Quecksilbers findet dabei nicht in erwähnungswerther Weise statt. Die Oelsâure muss rein sein, das präcipitirte Quecksilberoxyd zu trocknen ist überflüssig. Man lässt die Mischung im Kessel erkalten, wobei sich etwa noch ungelöstes Oxyd zu Boden senkt.

Ferner wurden Untersuchungen über die Wirkung und Ausscheidung einer frisch bereiteten möglichst oxydfreien grauen Salbe hergestellt. Eine solche glaubte ich in dem nachfolgenden Präparat gefunden zu haben, auf dessen Darstellungsweise, die wir Lebeuf verdanken[1], Herr Professor Wieger mich aufmerksam machte.

Man bereitet eine ätherische Benzoetinctur auf folgende Weise:

Aetheris sulfurici	40,0.
Benzoës	20,0.
Ol. amygdal. dulc.	5,0
Solve. Filtra.	

[1] Dict. encyclopédique des sciences médicales, IIe série, Tome VII, Mercure. Cf. Journal de pharmacie et de chimie, 1871. (Lucien Le Beuf, aus Bayonne). Cf. Union pharmaceutique 1871.

Gleichzeitig wiegt man 1000 grm. Quecksilber in einer starkwandigen Flasche mit weiter Oeffnung und eingetriebenem Stöpsel, von einer Capacität von ungefähr 5—6 mal dem Volumen des Quecksilbers, und giesst die ätherische Tinctur auf das Quecksilber.

Man schüttelt alsdann tüchtig und sorgt dafür, dass die gebildeten Aetherdämpfe von Zeit zu Zeit entweichen.

Sobald das Quecksilber hinreichend zerteilt ist, lässt man es einige Secunden sich absetzen und giesst dann den grössten Teil der überschwimmenden Flüssigkeit ab.

Man schüttelt auf's neue und erhält so eine Art Pasta, welche aus ausserordentlich fein verteiltem Quecksilber mit einer kleinen Quantität Benzoetinctur gebildet ist.

Andererseits lässt man 920,0 Fett und 80,0 Wachs schmelzen.

Sobald die Mischung erkaltet ist, thut man die Hälfte derselben in einen Mörser aus Marmor und giesst die obengenannte Quecksilberpasta darüber.

Man fängt sogleich an kräftig zu verreiben, spült zu wiederholten Malen die Flasche, welche das verteilte Quecksilber enthielt, mit dem Teile der ätherischen Tinctur aus, welche man abgegossen hatte, und fügt ihn jedesmal in den Mörser zu.

Nachdem man 40—50 Minuten lang gerieben hat, hat sich der Aether verflüchtigt und die Extinction des Quecksilbers ist vollkommen.

Man fügt den Rest des Fettes hinzu und 15—20 Minuten genügen alsdann, um die Operation zu vollenden.

Die Salbe wurde gleichfalls von Herrn Apotheker F. Weber in Strassburg genau nach obiger Vorschrift dargestellt.

Auch über die Mercurseife wurden Untersuchungen angestellt.

Die erste deutsche Mitteilung über dieselbe stammt von Schuster[1] in Aachen, welcher das Präparat von Paris kommen liess, wo es von Charcot schon längere Zeit angewandt wurde. Ein Stück dieser harten Seife von 20 Grammes enthielt 4 Grammes Quecksilber.

Schuster veröffentlichte zunächst 4 Fälle, welche mit Merkurseife behandelt wurden, mit 8 Analysen, und schliesst aus diesen 8 Analysen, dass was den Uebergang des Quecksilbers in den Harn betrifft, die Merkurseife und die graue Salbe als gleichwertig zu betrachten seien.

Schuster hat bei diesen, so wie bei seinen späteren Untersuchungen, vor allem der Thatsache keine Rechnung getragen, dass die Ausscheidung des Quecksilbers durch den Harn keine constante ist, sondern dass, wie Oberländer[2] nachgewiesen hat, während der Dauer der Cur sowie nach derselben, bis zum definitiven Aufhören der Elimination, vollständig ausscheidungsfreie Pausen stattfinden, die sich bis auf 10 Tage erstrecken können und nicht an frühere oder spätere Periode in der angegebenen Zeit gebunden sind.

Schuster hat zwei seiner Patienten zuerst mit Merkurseife und dann eben dieselben Patienten unmittelbar darauf mit grauer Salbe behandelt. Er erhielt in beiden Fällen nur negative Resultate, sowohl während

[1] Vierteljahresschrift für Derm. u. Syphilis. IX. Jahrg. 1882. 1. Heft, p. 45.

[2] Oberländer, Vierteljahresschrift, Jahrg. 1880.

der Seifenbehandlung, als auch während der Salbenbehandlung, hätte er aber auch in der ersten Periode der Cur (Behandlung mit Merkurseife) negative, in der zweiten Periode der Cur (Behandlung mit grauer Salbe) positive Resultate erzielt, so wäre er doch gewiss ebenso wenig berechtigt gewesen, daraus irgend einen Schluss zu ziehen, da es sich ja um eine nachträgliche Ausscheidung des während der Merkurseifenbehandlung einverleibten Quecksilbers handeln konnte.

Gleichzeitig veröffentlichte Schuster an nämlicher Stelle einen Aufsatz über die «Ausscheidung des Quecksilbers während und nach Quecksilberkuren.»

Die Untersuchungen betreffen die Merkurseife, das Ung. hydrarg. ciner. und Quecksilbercyanidinjectionen. Es wurden 52 Harn- und 6 Fæces-Untersuchungen gemacht.

Die 52 Harnuntersuchungen beziehen sich auf 40 Fälle, in 30 Fällen wurde nur eine einzige Untersuchung gemacht, dieselben sind also, insofern sie ein negatives Resultat ergeben haben, aus obengenannten Gründen nicht beweisend, dass eine Elimination in den genannten Fällen durch den Harn nicht stattgefunden hat.

Die negativen Ergebnisse einmaliger Harnuntersuchung nach vielen (30-40) Einreibungen, bestätigen nur die Angabe Oberländer's, dass auch in den späteren Perioden ausscheidungsfreie Pausen vorkommen können. (Siehe oben.)

Möglicherweise sind auch die zur Untersuchung gelangten Harnmengen (1 Liter) zu klein gewesen. Schon Schneider (1861) bemerkt, dass er immer die Harnmenge von einigen Tagen zur Untersuchung verwendet habe, weil er beobachtete, dass häufig der innerhalb 24 Stunden entleerte Harn zur Auffindung des Quecksilbers unzulänglich ist.

Schuster behauptet, dass während der Quecksilberkuren überhaupt im Harn nicht häufig Quecksilber nachzuweisen ist.

Diese Behauptung ist keineswegs unanfechtbar, sie steht im Widerspruch mit den durch meine zahlreichen Untersuchungen bestätigten Angaben aller übrigen Autoren (Overbeck, Michaelis, Vajda & Paschkis, Oberländer u. A.).

Ich konnte bei allen Patienten während der Dauer einer längeren Behandlung (12-24 Einreibungen) bei mehrmaliger Harnuntersuchung eine Ausscheidung des Quecksilbers durch den Harn nachweisen.

Wenn man berechtigt ist anzunehmen, dass eine einmalige Harnuntersuchung ungenügend ist, um zu entscheiden, ob während einer Quecksilberkur eine Elimination des Metalls durch den Harn stattfindet oder nicht, so wird man jedenfalls mit noch grösserem Rechte beanspruchen können, dass behufs Entscheidung der Frage, ob eine nachträgliche Ausscheidung stattfindet, mehrere Untersuchungen angestellt werden, da man a priori annehmen kann, dass der im Harne ausgeschiedene aliquote Teil — denn alle Secrete und Excrete können nachgewiesener Masse dem Merkur als Vehikel dienen — Monate nach der Einverleibung geringer sein wird, wie bald nach der Cur oder während derselben.

In jenen Fällen, wo es sich um die nachträgliche Ausscheidung handelt, hat Dr. Schuster stets nur eine Untersuchung machen lassen, dieselben sind daher für das Nichtvorhandensein einer nachträglichen Ausscheidung nicht beweisend.

Bereits Overbeck hat behauptet, dass das Quecksilber vorzüglich durch die Galle ausgeschieden werde.

In Uebereinstimmung damit stehen die Angaben Schuster's, welcher zuerst Fæcaluntersuchungen bei Schmierkuren in grösserem Masstabe angestellt hat. Die Resultate seiner (40) Fæcal-Untersuchungen giebt Schuster in seiner jüngsten Publication[1] folgendermassen an:

1) Die Elimination des Quecksilbers durch die Fæces ist eine regelmässige, continuirliche.

2) Die Elimination grösserer Mengen ist in 6 Monaten beendet.

3) Eine Aufspeicherung von Quecksilber im Organismus findet daher nicht statt.

Der erste Quecksilbernachweis in den Fæces gelang 10 Tage nach dem Beginn der Schmierkur.

In allen Fällen, in denen Quecksilber im Harn nachweisbar war, fand es sich auch in den Fæces, nicht aber umgekehrt.

Ich habe nur in vier Fällen bei Patienten, die eine Schmierkur durchmachten, den Koth auf Quecksilber analysirt, und ich gelangte in diesen vier Fällen zu einem positiven Resultate[2].

Bei meinen Kothuntersuchungen habe ich mich der Meyer'schen[3] Methode bedient, nämlich der Destillation mit Wasserdampf.

[1] Schuster, On the elimation of Mercury during and after cutaneous employment. Journal of venereal and cutaneous diseases. Vol. I, Nr. 12 (ref. im Centralblatt für Chirurgie 1884, Nr. 2).

[2] Diese vier Fälle sind, ihrer geringen Bedeutung wegen, nicht in die ausführlichen Krankengeschichten aufgenommen worden.

[3] Wiener med. Jahrbücher, 1877. I. Heft, p. 29-38.

Meyer ersetzt die zu untersuchende organische Substanz mit Kalilauge und Kalk oder schwefelsaurem Natron und erhitzt sie in einem Kolben von doppeltem Volumen unter einer gesättigten Chlorcalciumlösung auf 130-140° C.

Bei dieser Temperatur verflüchtigt sich ein Teil des Quecksilbers mit den Wasserdämpfen und wird in einer mit Silbernitratglaswolle gefüllten, gleichfalls in Chlorcalcium befindlichen U-förmigen Röhre zurückgehalten.

Diese Methode besitzt nach Victor Lehmann die grösste Genauigkeit.

Für Harn lässt sie sich leicht anwenden, bei dem Koth aber hat es seine Schwierigkeit, weil besonders in dem Momente, wo die Mischung den Siedepunkt erreicht, ein starkes Schäumen eintritt, das sich auch durch Kochsalzzusatz nicht vermeiden lässt.

Ich verfuhr also. Der mit Kalk und Kalilauge versetzte und mit Wasser verdünnte Koth wurde in einer Flasche von 2 Liter Inhalt auf dem Sandbade erhitzt und mehrere Stunden lang der Destillation unterworfen, das Destillat in einer Vorlage aufgefangen, zwischen Vorlage und Kochflasche ein Liebig'scher Kühler eingeschaltet. Die Verbindungen wurden durch Korkpfropfen hergestellt.

Das Destillat war klar, entweder ganz farblos oder schwach gelblich gefärbt, reagirte stark alkalisch und roch stark nach Ammoniak.

Der Versuch misslang öfters dadurch, dass Schäumen im Kolben sehr plötzlich auftritt und die Kothmischung in die Vorlage überging, es wurde daher eine permanente Ueberwachung des Destillationsprocesses nöthig. Das erhaltene Destillat betrug $^1/_4$ bis $^1/_2$ Liter höchstens, die alkalische Reaction wurde mit Schwefelsäure oder Salzsäure abgestumpft und die schwach sauer reagirende Lösung analog dem Harn behandelt, d. h. Messingwolle eingetragen u. s. w.

Dieses Verfahren giebt befriedigende Resultate, ist jedoch so zeitraubend, dass ich es zu allgemeiner Anwendung nicht empfehlen kann.

Oberländer[1] in Dresden wandte gleichfalls die Merkurseife an. Er empfiehlt die Herstellung derselben aus Hebra'scher Seife und Quecksilber im Verhältniss von 1 : 3 unter Zusatz von einer geringen Quantität Glycerin beim Verreiben. Ich liess die bei uns verwandte Merkurseife in der Spitalapotheke, genau nach Oberländer's Vorschrift herstellen. Herr Musculus, der Vorstand der Spitalapotheke erklärte jedoch, eine vollständig neutral reagirende Kaliseife nicht darstellen zu können, ich wandte mich daher an Herrn Apotheker Klein in Strassburg, mit der Bitte, die qu. Seife aus der Löwenapotheke in Dresden kommen zu lassen. Die von dort bezogene Seife wurde zur Herstellung des Präparates benützt, reagirte jedoch auch nicht vollständig neutral[2].

Oberländer glaubte der Merkurseife folgende Vorteile vindiciren zu können:

1) dass sie mit viel weniger Anstrengung in die Haut sich einreibt und in Folge dessen die Haut weniger reizt;

2) dass sie weniger leicht Zersetzungen ausgesetzt wäre.

[1] Vierteljahresschrift für Dermat. u. Syphilis. IX. Jahrgang 1882. 4. Heft, p. 708 ff.

[2] Auch Hr. Prof. Köbner in Berlin teilte mir mit, dass die fertige Sapo mercurialis, welche er aus der von Oberländer empfohlenen Löwenapotheke in Dresden bezogen hatte, deutlich alkalisch reagirte und hie und da das Eczeme verursachte.

Oberländer nimmt an, dass oxydhaltige graue Salbe leichter Eczeme hervorrufe, die graue Salbe aber sich mit der Zeit an der Oberfläche oxydire. Es empfiehlt sich daher, wie ich es gethan habe, ganz *frische* graue Salbe zu verwenden.

Oberländer giebt an, dass die Merkurseife nicht unangenehm riecht, während die gewöhnliche graue Salbe nach ranzigem Fett riecht. *Die bei uns verwendete, nach Lebeuf's Vorschrift bereitete graue Salbe riecht nicht nach ranzigem Fett.*

Zum Einreiben sollen 2-4 Minuten genügen.

Die Erfahrungen, welche ich mit dem bei uns bereiteten Präparate gemacht habe, lassen mich *Oberländer's* Angaben *nicht bestätigen*, wobei ich vorausschicken will, dass die Verschiedenheit des Ergebnisses zum Teil vielleicht darin zu suchen ist, dass trotz eifrigsten Bemühens es uns vielleicht nicht gelungen sein dürfte, ein Präparat von gleicher Güte herzustellen, wie das von *Oberländer* in Anwendung gebrachte.

Zunächst war die Zeit, welche die Patienten zum Verreiben gleicher Quantitäten Merkurseife brauchten, nicht geringer, wie die zur Verreibung der grauen Salbe gebrauchte.

Die von *Oberländer* gemachte Angabe, dass man Hand und Hautstelle zuvor mit Wasser benetzen sollte, wurde beobachtet.

Am leichtesten verrieb sich das Quecksilberoleat, und dieses ist *in dieser Hinsicht* der Merkurseife jedenfalls vorzuziehen.

Auch leichte eczematöse Erscheinungen an den Einreibungsstellen haben wir öfters beobachtet.

Was die Wirksamkeit der Merkurseife betrifft, so

ersetzt sie, nach Oberländer, die graue Salbe vollkommen.

Oberländer hält es sogar für möglich, dass nach Merkurseife-Einreibungen die Merkurwirkung rascher und kräftiger wäre, als nach Salbe-Einreibungen.

Meine Untersuchungen, obwohl wenig zahlreich, bestätigen jedenfalls die Angabe, dass die Merkurseife an Wirksamkeit und Schnelligkeit der Resorption (obgleich der procentische Quecksilbergehalt geringer ist) der grauen Salbe (Ung. hydrarg. dupl. ph. gall.) nicht wesentlich nachsteht.

Auch die Beiersdorff-Unna'schen Quecksilberpflastermulle[1] wurden zur Allgemeinbehandlung verwandt.

Herr Prof. Köbner empfahl mir, Harnuntersuchungen bei dieser Behandlungsmethode anzustellen, da hier die Aufnahme des Quecksilbers durch die Respiration, wenn nicht ausgeschlossen, so doch wohl im Vergleieh zu allen einzureibenden Präparaten gering ist.

Nach Kirchgässer, Nothnagel und Rossbach soll bei der Aufnahme des Quecksilbers bei Einreibungen die Haut nicht wesentlich beteiligt sein, sondern die Hauptsache durch die Lungen in Dampfform aufgenommen werden.

Dem stehen entgegen die Experimente von Fleischer[2], von v. Vajda und Paschkis[3] und von

[1] Berliner klin. Wochenschrift Nr. 28, 1881.

[2] Hallopeau, Du mercure, p. 50.

[3] Ueber den Einfluss des Quecksilbers auf den Syphilisprozess. Wien 1880, p. 306.

Wings[1]. Letzterer wies nach, dass bei halbstündigem Frottiren bei einer Dosis von 3 gr. Ungt. cin. nur 0,0052 verdunsten.

Einer brieflichen Mitteilung von Herrn Dr. Unna entnehme ich mit seiner Genehmigung folgendes:

Unna nimmt an, dass es sich bei Anwendung der oben genannten Pflastermulle nur um eine Hautresorption handle, da die Pflastergrundlage für gasförmige Körper wie die gasförmige H_2O-Exhalation der Haut absolut impermeabel ist. Sie besteht aus einer Guttaperchaunterlage, auf die das Quecksilber emulgirt in einer Lösung von Gummi elasticum in Benzol aufgetragen wird. Guttapercha ist fast impermeabel, Gummi elasticum vollständig undurchlässig für den Hautdunst, also «wohl auch» für flüchtiges Quecksilber.

Ueber die zweckmässigste Applicationsweise teilt Unna folgendes mit:

«Ich habe die cyclischen Kuren (mit $^1/_4$ Meter alle «4 Tage und das 4 Wochen lang) allmählich zu Gunsten «einer Dauerkur aufgegeben, welche ich in allen «nicht dringenden Fällen so anwende, dass etwa «alle 8 Tage $^1/_8$ Meter Zinkquecksilberpflastermull[2] «auf eine Hautstelle und nach 8 Tagen wiederum «$^1/_8$ Meter auf eine andere Stelle gelegt und die erste «gereinigt wird.»

Unna lässt diese Kur 1—2 Jahre unterbrochen anwenden, will Salivation dabei nie gesehen haben und berichtet über günstige Erfolge.

---

[1] Vierteljahresschrift für Dermatologie u. Syphilis, 1881.

[2] Unna verwendete neuerdings Zinkquecksilberpflastermull, um die durch die Pflaster hervorgerufenen Erytheme auf ein Minimum zu beschränken.

Schuster hat gegen die von Vajda und Paschkis[1] mitgeteilten Resultate bezüglich der jahrelangen Remanenz des Quecksilbers den Einwand geltend gemacht, dass die Patienten, ehe der Harn derselben auf Quecksilber untersucht wurde, bereits längere Zeit auf der Abteilung gelegen hätten, er glaubt nun, dass in vielen Fällen von später Ausscheidung nicht jenes Quecksilber gefunden worden wäre, welches vor Monaten oder Jahren aufgenommen worden sei, sondern dass das gefundene Quecksilber durch Einathmung während des Aufenthalts in den Krankensälen in der Zeit vor der Untersuchung von den betreffenden Patienten aufgenommen worden sei.

Ich fand mich desshalb veranlasst, Untersuchungen darüber anzustellen, ob die in den Krankenzimmern zur Verdunstung gelangende Quecksilbermenge wirklich so beträchtlich sei, dass sie im Stande wäre, die Resultate der Harnuntersuchungen zu beeinflussen. Es wurden desshalb zwei Patienten, beide mit Initialsklerosen behaftet, welche bisher nur eine nichtmerkurielle Localbehandlung erhalten hatten und sich seit längerer Zeit (der erste 14 Tage, der andere 6 Wochen) auf der Abteilung befanden (Saal 52, Bett 4 und Bett 6), ausgewählt und von ihnen der Harn mehrmals untersucht (beim ersten 3 Tage lang hintereinander je 1 $^1/_2$ Liter, beim anderen 6 Tage lang hintereinander). Die Analysen ergaben stets ein negatives Resultat.

Auch von anderen Patienten der Männer- und Weiberabteilung, welche an Gonorrhöe litten, wurde zu verschiedenen Zeiten der Harn untersucht, ohne dass es mir je gelungen wäre, positive Resultate zu erzielen.

[1] Vajda u. Paschkis, loc. cit.

Ich glaube daher, ohne von vorn herein für alle Fälle die Möglichkeit der Resorption einer so beträchtlichen Quecksilbermenge auf dem Wege der Respiration in Abrede zu stellen, dass man dieselbe im Harn nachweisen kann, dass die erwähnte Fehlerquelle bei der Beurteilung meiner Untersuchungen nicht in Betracht kommt.

Freilich, wenn zahlreiche Patienten, dicht zusammengepfercht, in schlecht ventilirten Räumen gleichzeitig Einreibungen mit schlecht bereiteten Präparaten machen, in welchen die Extinction des Quecksilbers keine vollständige ist, so dass beim Schmieren das metallische Quecksilber auf dem Boden herumrollt, wenn das Wartepersonal Stomatitis bekommt, dann kann man an der Resorption grösserer Quecksilbermengen nicht zweifeln und dann wird auch wahrscheinlich der Nachweis des also hineingelangten Quecksilbers durch die Harnuntersuchung zu liefern sein.

Ich halte es nicht für überflüssig hier, auf die Einrichtungen an der Weiberabteilung für Syphilitische des hiesigen Bürgerspitals etwas näher einzugehen.

Den grössten Teil des Tages verbringen die Patientinnen in einem grossen Arbeitssaale, in welchem sie mit Handarbeiten beschäftigt werden.

Fälle von schwereren Erkrankungen, welche im Bett gehalten werden müssen, werden in ein besonderes Krankenzimmer mit 12 Betten verlegt.

Zur Untersuchung und Behandlung ist wiederum ein ganz besonderer Saal bestimmt, die Einreibungen müssen die Patientinnen unter Aufsicht der Wärterin in diesem Saale selbst vornehmen.

Abends begeben sich die Patientinnen in die geräumigen Schlafsäle, welche den ganzen Tag über gelüftet werden.

Ich glaube, dass dadurch die Chancen einer etwaigen Resorption von Quecksilberdämpfen für unsere Patientinnen wesentlich geringer sind, als auf anderen syphilitischen Abteilungen, wo die Patienten den ganzen Tag in dem Raume verweilen, in welchem die Einreibungen gemacht worden sind.

KAPITEL III.

Krankengeschichten.

2. Sept.	+	
4. »	+	Spuren.
6. »	+	viel.
8. »	—	
19. Oct.	+	
22. »	—	
23. »	+	
25. »	+	
4. Dez.	—	
5. »	+	

Nr. 1. — B. Marie, Puella publ., aus Cruchten, 18 Jahre alt.

Aufgenommen am 12. Juni 1883. Stat. præs. Urethritis. Spitze Condyl. der grossen und kleinen Labien. Wiederholte Aetzungen mit Trichloressigsäure.

29. Aug. Roseola. Erstes Unna sches Hg-Pflaster auf die Beine.

3. Sept. Zweites Unna'sches Hg.-Pflaster auf die Arme.

9. Sept. Die Pflaster wegen Eczemerscheinungen entfernt. Bad. Roseola verschwunden. Wegen einer Ulceration an der Portio vaginal. noch bis 22. Sept. zurückbehalten.

6. Oct. Zweite Aufnahme. Stat. præs. Bartholinit. dextr. Multiple Erosionen der Vulva. Angina. Hypertroph. tonsill. Plaque an der linken Tonsille. Heftige Halsschmerzen. Localbehandlung mit Arg. nitr.

27. Oct. Entlassung.

28. Nov. Dritte Aufnahme. Schanker der forsa navicul., ad urethram et ad vulvam Adenitis ing. bilat. Rheumatismus articulorum. (Ist vom 12-24. Nov. auf der inneren Klinik in Behandlung gewesen.)

15. Dez. Schanker auf Iodoformbehandlung geheilt. Cataplasma auf die Leistendrüsen der linken Seite.

29. Dez. Roseola. Einreibungen mit Ung. hydrarg. dupl. ph. gall.

3. Jan. 1884. Nach 7 Einreibungen knötchenförmiges Eczem des rechten Oberschenkels.

13. Jan. Siebenzehnte und letzte Einreibung. Roseola verschwunden.

15. Jan. Entlassung.

Nr. 2. — C. Adelheid, aus Strassburg, 19 Jahre alt. Im März wegen Vaginitis in Behandiung.

Am 10. Juli aufgenommen mit exulc. Papeln am Anus, Scleraden. ing. bilat. multipl. und Hypertroph. tonsill. Keine Allgemeinbehandlung. Local Iodoform.

25. Juli entlassen.

25. Aug. Wiederaufnahme. Roseola.

Am 28. Aug. ein Unna'sches Hg-Pflaster auf den Bauch.

5. Sept. Roseola verschwunden. An der rechten Tonsille grosses diphtheritisches Geschwür.

8. Sept. Pflaster abgenommen. Bad.

Pat. bleibt wegen des Tonsillargeschwürs noch bis zum 20. Sept. auf der Abteilung.

29.	Aug.	+	
31.	»	+	
2.	Sept.	+	
3.	»	+	
4.	»	+	Spuren.
6.	»	+	
8.	»	+	Spuren.
10.	»	—	

Nr. 3. — G. Elise, aus Landstuhl, 18 Jahre alt. Eintritt 29. Aug. 1883. Papulös. Syphilid. Urethritis.

1. Sept. Erstes Unna'sches Hg-Pflaster auf die Beine.

3.	Sept.	+
6.	»	—
10.	»	—

5. Sept. Zweites Pflaster auf die Arme.

15. Sept. Syphilid verschwunden. Pflaster weggenommen. Bad. An den Armen vesiculöses Eczem. Wegen Urethritis noch bis zum 20. Sept. auf der Abteilung.

19. Aug. +
21. » +
23. » +
24. » +
25. » +
26. » +
27. » + wenig.
29. » +
31. » +
2. Sept. + wenig.
4. » +
21. Nov. +

Nr. 4. — B. Ottilie, Puella publ., aus Thann, 19 Jahre alt.

17. Aug. 1883. Maculo-papul. Syphilid. Scleraden. cervic. Angina. Ulc. zwischen dem arc. glosso-palat. und pharyngo-palat. links. Papeln am linken Nasenflügel. Schanker am Cervix uteri.

18. Aug. Unna'sches Hg-Pflaster auf beide Oberschenkel.

27. Aug. Syph. Erscheinungen an der Haut rückgängig. Pflaster entfernt. Bad. Schanker des Cervix noch nicht geheilt. Localbehandlung mit Tampon von Solut. cupri sulf.

20. Sept. Schanker geheilt. Entlassung.

10. Oct. Wiederaufnahme. Rhagade des rechten Mundwinkels. Arg. nitr.

31. Oct. Drei frische Plaques an den kleinen Labien. Iodoform.

7. Nov. Entlassung.

13. Nov. Wiederaufnahme. Papul. eros. ad commiss. post., ad labia maj. et min. Iodoform.

24. Nov. Entlassung.

15. Dez. Plaques der Unterlippe. Rhagade des Mundwinkels. Plaques an den grossen und kleinen Labien. Einreibungen mit Ung. hydrarg. dupl. ph. gall. 3,0 pro die.

29. Dez. 10te Einreibung. Alle Erscheinungen der Syphilis rückgängig.

2. Jan. 1884. 14te Einreibung.

3. Jan. Entlassung.

Nr. 5. L. Karl, 20 Jahre alt, aus Bischheim.

Eintritt 25. Juli 1883.

Im Mai der inficirende Coitus. Harter Schanker seit Anfang Juli. Stat. præs. Scleros. exulc. in sulco coronac. Starke Drüsenschwellungen in der linken Inguinalgegend. Iodoform und Ung. kalii jodati.

16. Aug.	+	
18. »	+	viel.
19. »	+	
21. »	+	
22. »	+	viel.
24. »	+	viel.
25. »	+	viel.

Am 3. Aug. auf Wunsch entlassen.

Am 15. Aug. lässt sich Patient wegen heftigen Kopf- und Halsschmerzen abermals in das Spital aufnehmen. Obiger Status.

15. Aug. Zwei Unna'sche Pflaster zu 20,0 Hg auf die unteren Extremitäten. Priessnitz'sche Umschläge um den Hals. Iodoform.

17. Aug. Drittes Pflaster auf den Bauch.

18. Aug. Kopf- und Halsschmerzen haben nachgelassen. Zahnfleisch schmerzhaft und geschwollen. Etwas Salivation.

24. Aug. Starke Stomatitis. Zahlreiche Geschwüre der unteren Zungenfläche. Abnahme der Pflaster. Bad. Gurgelung mit Salicylwasser. Schanker noch sehr tief.

27. Aug. Grossartige Ulcerationen der unteren Zungenfläche und der Mundschleimhaut. Diät von Milch und Eiern. Pinselungen der Geschwüre mit Kali chloric. 4: 15 Mell. desp. Eine Kali chloric. Lösung zum Gurgeln. Täglich ein Bad.

3. Sept. Schanker überhäutet, aber noch indurirt. Die Drüsenschwellungen der Inguinalgegenden haben abgenommen. Die Ulcerationen der Mundschleimhaut sind noch nicht geheilt.

Pat. verlässt das Spital ohne Wissen und Willen des Arztes.

8. Aug.	+	
9. »	+	viel.
10. »	+	
11. »	+	
12. »	+	viel.
13. »	+	
14. »	+	viel.
15. »	+	
16. »	+	
17. »	+	viel.
18. »	+	viel.
19. »	+	viel.
20. »	+	
13. Oct.	+	
14. »	—	
16. »	—	
17. »	+	
18. »	+	wenig.
19. »	+	
20. »	+	

Nr. 6. — L. Joseph, 37 Jahre alt, Tagner, aus Strassburg.

Eintritt 6. Aug. 1883. Schanker seit 6 Wochen, Exanthem seit 3 Tagen. Stat. præs. Scleros. exulc. loco frenuli. Papul. syph. per tot. cut. disp. Psorias. palm. & plant. Sclerad. ing. bilat. multipl. Pat. hat keine Zähne mehr!

7. Aug. Erstes Unna'sches Quecksilberpflaster zu 20,0 Hg auf die linke untere Extremität.

9. Aug. Zweites Pflaster auf die rechte untere Extremität.

11. Aug. Drittes Pflaster auf den Bauch und die Arme.

15. Aug. Papeln rückgängig.

27. Aug. Pflaster weggenommen. Bad.

4. Sept. Geschwür am Penis auf Iodoformbehandlung geheilt. Entlassung.

9. Oct. 1883. Wiederaufnahme. Onychia. Angina. Iodkali, 1,0 pro die.

11. Oct. Schwellung des rechten und linken oberen Augenliedes. Brustschmerzen. Iodkali ausgesetzt. Finger local mit Salbe aus Borsäure 1 : 10 Vaselin behandelt.

4. Nov. Finger geheilt. Entlassung.

10. Sept.	—
11. »	+
12. »	+
13. »	+
19. Oct.	+

Nr. 7. — W. Clara, aus Posen, Kellnerin, 18 J. alt. Wiederholt wegen Urethritis und Vaginatis auf der Abteilung.

Am 22. Juli, Schanker am orific. ext. uteri und zweiter Schanker an der Columna rug. post.

Am 7. Juli, 3 neue Schanker auf parallelen Falten der Columna rug. ant. Tampon mit Iodoform.

Am 1. Aug. Schanker geheilt. Entlassung.

Am 23. Aug. wieder aufgenommen wegen Urethritis.

Am 8. Sept. zeigt sich ein maculo-papulöses Syphilid am Stamme an den Extremitäten. Cephalæa. Defluv. capill.

8. Sept. Erste Einreibung mit Sapo mercur. 6,0 pro die.

11. Sept. Vierte Einreibung.

12. Sept. Röthung des Zahnfleisches. Einreibungen ausgesetzt.

16. Sept. Fünfte Einreibung.

27. Sept. Fünfzehnte Einreibung. Die Hauterscheinungen rückgängig.

30. Sept. 18 Einreibungen beendigt; wegen hartnäckig recidivirenden spitzen Condylomen der Vulva noch bis zum 20. Oct. in Behandlung.

4. Dez. Wiederaufnahme. Papillomata ad vulvam. Papul. syph. ad lab. maj. et min.

5. Dez. Wegen Wehen auf die Gebäranstalt verlegt. Todtes Kind.

8. Dez. Auf die syph. Abteilung zurück.

15. Dez. Die syph. Papeln sind ohne Behandlung fast vollkommen zurückgegangen.

16. Febr. 1884. Entlassung.

Nr. 8. M. Rosa, puella publ., aus Fädelbach, 26 Jahre alt.

Wiederholt wegen blennorrhag. Affection in Behandlung.

Vom 14. April bis 2. Mai wegen Papeln an den grossen Labien im Hospital. Iodoformspray.

Vom 3. Juli bis 12. Sept., wegen Schanker der portio vaginal. in Behandlung. Tampon mit Solut. cupri sulfurici.

15.	Oct.	—	
16.	»	+	
17.	»	—	
18.	»	+	Spuren.
19.	»	+	
21.	»	+	
24.	»	+	
25.	»	—	
26.	»	+	
27.	»	+	

13. Oct. 1883. Wiedereintritt. Stat. præs. Vier weiche Schanker und zahlreiche syph. Papeln an den äussern Genitalien. Scleraden. ing. bilat.

Vom 13. Oct. an, täglich Einreibungen mit Sapo mercur. 3,0 pro die. Local Iodoform.

24. Oct. Papeln noch unverändert. Die Schanker tiefer und grösser. Diphtheritisches Geschwür an der rechten Tonsille. Entzündliche Schwellung der Drüsen in der linken Achselhöhle. Cataplasmen.

3. Nov. 22 Einreibungen. Papeln rückgängig. Geschwür an der Tonsille vernarbt. Drüsenabscess spontan eröffnet. Schanker noch unverändert.

6. Nov. 25 Einreibungen beendigt. Die Wundflächen der Schanker zum Teil schön granulirend. An den Papeln nur noch Pigmentation.

15. Dez. Keine Drüsenschwellungen in den Inguinalgegenden nachweisbar, die Schanker immer noch nicht völlig geheilt.

10. Oct.	+	
11. »	+	
12. »	+	Spuren.
13. »	—	
14. »	+	
15. »	+	

Nr. 9. — L. Marie, aus Dammbach, 20 Jahre alt. Eintritt 6. Oct. 1883. Stat. præs. Hartes Oedem beider grossen Labien. Confluirende Papeln an den grossen und kleinen Labien. Hypertroph. Papeln der Bauchdecke. Scleraden. ing. bilat. multipl. Rhagade am rechten Mundwinkel.

8. Oct. Erste Einreibung mit Sapo mercur. 3,0 pro die. Local Aetzungen mit Carbolsäure.

17. Oct. Nach 9 Einreibungen, papulöses Eczem an beiden Oberschenkeln.

20. Oct. Eczem im Rückgange. Labien nicht mehr hart. Papeln an den Labien überhäutet. Dreizehnte Einreibung.

27. Oct. Eczem der Oberschenkel noch bestehend. Noch einige Papeln am Bauche. Zwanzigste Einreibung.

30. Oct. Mundwinkel geheilt. Dreiundzwanzigste Einreibung beendigt.

31. Oct. Noch Spuren von Eczem am Oberschenkel, keine Erscheinungen der Syphilis mehr. Entlassung.

Nr. 10. — P. Sophie, aus Ruprechtsau, 21 Jahre alt.

9. Oct. Eintritt. Hypertroph. exulc. Papeln an den Genital. und in der Analfurche. Maculo-papulöses Syphilid am ganzen Körper. Papeln unter den Brüsten, in den Ellenbeugen und an der Haargrenze. Rhagade des rechten Mundwinkels. Defluv. capill. Beginn der Erkrankung Anfang August.

10. Oct.		—
11.	»	—
12.	»	—
13.	»	—
14.	»	+ Spuren.
15.	»	+ viel.
19.	»	—

9. Oct. Erste Einreibung mit Sapo mercur. 3,0 pro die. Local Aetzungen mit Carbolsäure.

20. Oct. Nach 11 Einreibungen und 2 Aetzungen beginnen die Papeln sich zu involviren.

24. Oct. Die Papeln an vielen Stellen bis auf Pigmentation zurückgegangen. Sechszehnte Einreibung.

6. Nov. 29 Einreibungen. Noch Rhagade am rechten Mundwinkel.

14. Nov. 33 Einreibungen sistirt. Geheilt. Entlassung.

Nr. 11. — A. Josephine, aus Selz, 23 Jahre alt.

Eintritt am 10. Oct. 1883. Papeln der grossen und kleinen Labien. Scleraden. ing. bilat. multipl. Vom 10. Oct. an Einreibungen mit Sapo mercur., täglich 3 grm. Local Aetzungen mit Phenol.

11. Oct.		—
12.	»	+
13.	»	+
19.	»	—
21.	»	+
23.	»	+

20. Oct. Nach 9 Einreibungen und 3 Aetzungen sind die Papeln der Genitalien geheilt.

24. Oct. 15 Einreibungen beendigt. Entlassung.

11. Oct.	+	Spuren.
13. »	—	
14. »	—	
16. »	—	
17. »	—	
18. »	—	
20. »	+	
22. »	+	
23. »	+	
24. »	+	
25. »	+	

Nr. 12. — F. Johann, 23 Jahre alt, Schreiner, aus Niederwiese, Hessen.

Eintritt, 10. Oct. 1883.

Im August ein Geschwür im Sulc. coron., welches 10-12 Wochen nach dem Beischlaf entstanden sein soll, mit einem rothen Waschwasser behandelt wurde und sehr langsam heilte. Gleichzeitig Schwellung der Leistendrüsen beiderseits.

Mitte Sept. ein neues Geschwür am Frenulum, welches jetzt vernarbt ist, und Papeln auf der Eichel und auf der Haut des Gliedes. Roseola an beiden Vorderarmen, den Oberschenkeln und am Rücken. Tripper.

11. Oct. Erste Einreibung mit Merkurseife.

15. Oct. Papeln geheilt, Roseola rückgängig.

27. Oct. 17 Einreibungen beendigt. Drüsenschwellungen in den Leistengegenden vollständig zurückgegangen. Entlassung.

4. Oct.	+	
5. »	+	
6. »	+	
8. »	+	Spuren.
9. »	+	Spuren.
10. »	+	
11. »	+	
12. »	+	
13. »	+	
17. »	+	viel.
19. »	+	
20. »	+	

Nr. 13. — J. Heinrich, 22 Jahre alt, Schuhmacher, aus Liegnitz.

Eintritt 5. Sept. 1883. Schanker der fossa retroglandularis vor 5 Wochen. Urethritis. Oedema præputii. Phimosis. Sclerad. ing. bilat. Umschläge mit Bleiwasser. Ausspritzungen des Præputialsackes mit Carbolwasser. Pulv. Cubebar.

2. Oct. Stat. idem. Erste Einreibung mit Merkurseife 3,0 pro die. Jeden vierten Tag morgens eln Bad.

8. Oct. Siebente Einreibung. An der Beugeseite des linken Vorderarms einige Eczembläschen. Starkes Jucken der genannten Stelle.

13. Oct. An der Streckseite des rechten Vorderarms einige miliare stark juckende Knötchen. Ausfluss

aus der Urethra ist verschwunden. Zahnfleisch nicht empfindlich.

15. Oct. Dreizehnte Einreibung. Oedem des Præputiums nimmt ab.

18. Oct. Sechszehnte Einreibung. Das Præputium lässt sich zurückziehen. Der Pulv coron. ist sehr hart, aber nicht ulcerirt.

19. Oct. Siebenzehnte Einreibung.

20. Oct. Entlassung. Leistendrüsen noch geschwollen.

Wiedereintritt am 11. Dez. 1883 Papul. syph. ad lam. int. et ext. præput. et ad cut. penis. Angina. Behandlung mit Solut. cupri sulfur.

13. Dez. Circumscisio.

4 Jan. Operationswunde völlig geheilt auf Iodoformbehandlung. Entlassung.

Nr. 14. — K. Karl, 30 Jahre alt, aus Mutzig, Tagner.

13. Oct.	—	
16. »	+	
17. »	+	viel.
18. »	+	
19. »	+	
20. »	+	
22. »	+	
23. »	+	viel.
24. »	+	viel.
25. »	+	

Eintritt am 12. Oct. 1883.

Patient ist seit 3 Monaten verheirathet, seit 6 Monaten leidet er an einem Schanker. Aussereheliche Beischlaf wird in Abrede gestellt.

Stat. præs. Die Vorhaut lässt sich nicht ganz zurückziehen. Am Frenulum ein Geschwür, welches sich auf die Eichel und die Vorhaut fortsetzt. Am Hoden und in den Leisten zahlreiche, zum Teil hypertrophische Papeln. Vereinzelte Papeln am Stamm und den Extremitäten. Psor. plant. beiderseits. Starke Drüsenschwellungen in der rechten Achselhöhle.

Vom 12. Oct. an täglich Einreibungen mit Merkurseife. Oertlich eine Lösung von Cupr. sulf.

22. Oct. Eilfte Einreibung. Zahnfleisch etwas schmerzhaft. Die Papeln bis auf Pigmentation zurück-

gegangen. Die Geschwüre am Penis geheilt. Die Vorhaut lässt sich leicht zurückziehen.

26. Oct. 15 Einreibungen beendigt.

27. Oct. Entlassung.

10. Nov. — Nr. 15. — E. Joseph, aus Wilferdingen, 38 Jahre
11. » + Spuren. alt, Monteur.
13. » — Eintritt 7. Nov. 1883. Beginn der Erkrankung vor zwei Monaten. Stat. præs. Paraphimosis. Scleros. exulc. in sulco coronar. Scleraden. ing. bilat. multipl. Papulopustulöses Syphilid. am Rücken, der Brust, den Beugeseiten der obern Extremitäten, im Gesicht und auf dem behaarten Kopfe. Defluv. capill.

8. Nov. Erste Einreibung mit neuer grauer Salbe. Local Iodoform.

19. Nov. Nach 11 Einreibungen Stomatitis ulcerosa (Pat. kaut Tabak!). Einreibungen ausgesetzt. Bepinselungen des Zahnfleisches mit Honig und Borsäure.

26. Nov. Papeln abgeblasst, Schanker in der Heilung.

2. Dez. Auf Wunsch entlassen. Am ganzen Körper noch circumscripte Pigmentationen an jenen Stellen, welche Sitz der Papeln waren. Der Schanker ist noch nicht vollständig vernarbt, die Mundschleimhaut noch ulcerirt.

6. Oct. + Nr. 16. — Z. Louise, aus Hohwald, 22 Jahre alt.
7. » + Am 27. Sept. von der Gebäranstalt der syph. Ab-
8. » + teilung überwiesen. Das Kind ist bei der Geburt ge-
9. » + storben. Stat. præs. Exulcerirte Papeln der Genital.
10. » + Vom 29. Sept. an täglich Einreibungen mit neuer
11. » + grauer Salbe. Gleichzeitig Localbehandlung durch Aetzun-
12. » + gen mit Carbolsäure und Iodoform.
13. » + Am 17. Oct., nach 18 Einreibungen, Papeln über-
14. » + häutet.
15. » +

Am 19. Oct. 21 Einreibungen sistirt.

20. Oct. Entlassung.

Nr. 17. — B. Martin, 23 Jahre alt, aus Villadalegno. Arbeiter.

Eintritt am 25. Oct. 1883. Infection vor 2 $^1/_2$ Monaten. 14 Tage nach dem Beischlaf, Geschwüre am Penis, welche schnell sich vergrösserten. Stat. præs. Scleros. in sulc. coron. Papul. eros. ad gland., in sulc. coron. et ad cut. penis. Papul. exulc. et luxuriant. ad anum, in plica genito-crurali et ad scrotum.

Behandlung: Iodoform. Aetzung der Papeln am After mit concentr. Carbolsäure.

Vom 27. Oct. an, täglich Einreibungen mit neuer grauer Salbe.

23. Nov. 24 Einreibungen sistirt. Alle Erscheinungen der Syphilis rückgängig. Keine Pigmentation, keine Drüsenanschwellungen.

26. Nov. Entlassung.

28.	Oct.	+	
29.	»	+	
30.	»	+	
31.	»	+	
1.	Nov.	+	viel.
2.	»	+	viel.
3.	»	+	
4.	»	+	
5.	»	+	Spuren.
6.	»	+	wenig.
7.	»	—	
8.	»	+	viel.
9.	»	+	
10.	»	+	
11.	»	+	
12.	»	+	viel.

Nr. 18. — B. Mina, Oberwolfach, 21 Jahre alt.

Eintritt am 11. Juni 1883. Stat. præs. Papeln an den Genit., welche seit 2 Monaten bestehen sollen. Urethritis.

12. Juni. Erste Einreibung mit neuer Hg-Salbe. Local Trichloressigsäure.

17. Juli. 30 Einreibungen beendigt. Die Papeln sind vollständig verschwunden. Am obern und untern letzten Mahlzahn links grosse Ulcerationen. Urethritis noch bestehend.

12. Sept. Geheilt entlassen.

23.	Juli	+
25.	»	—
26.	»	—
28.	»	—
30.	»	+
1.	Aug.	+
2.	»	+
4.	»	+

2. Nov. + viel.
3. » +
4. » +
5. » +
7. » +
8. » +
9. » +
10. » +
11. » +
12. » + viel.

Nr. 19. — B. Eugenie, aus Schlettstadt, 18 J. alt. Eintritt, 30. Oct. 1883. Stat. præs. Papul. hypertroph. ad genital.

31. Oct. Erste Einreibung mit neuer grauer Salbe. Local Aetzungen mit conc. Carbolsäure.

21. Nov. 22 Einreibungen sistirt. Papeln völlig verschwunden. Entlassung.

23. Juli +
26. » +

18. Oct. —
19. » +
21. » +
22. » —
23. » +
24. » +
25. » + viel.
26. » + Spuren.
27. » + wenig.
28. » +
29. » +
30. » + wenig.

Nr. 20. — S. Crescentia, puella publ., aus Saasbachwalden, 26 Jahre alt.

Eintritt, 2. Juni 1883. Stat. præs. Papul. eros. ad genit. Roseola. Angina. Sclerad. ing. bilat.

6. Juni. Erste Einreibung mit neuer grauer Salbe (3,0). Einmalige Aetzung mit Liq. hydrarg. nitric.

16. Juni. Nach 7 Einreibungen Papeln an den Genitalien involvirt. Roseola noch bestehend.

4. Juli. 23 Einreibungen beendigt. Keine Erscheinungen der Syphilis mehr. Entlassung.

Vom 21. Juli bis 16. August wegen Rhagade der Oberlippe in Behandlung.

5. Sept. Urethritis, Oedem der kleinen Labien, Schanker an der hinteren Commissur. Iodoform.

15. Oct. Cystitis. Hæmaturie. Tenesmus. Kein Fieber. Erste Einreibung von Hg-Oleat auf den Bauch.

26. Oct. Zwölfte Einreibung. Vesiculo-pustulöses Eczem der Bauchdecken, sowie der rechten und linken Inguinalgegend. Eczem an den Fingerspalten der rechten Hand. Urin enthält noch ein geringes muco-purulentes Sediment. Tenesmus gehoben. Allgemeinbefinden gut. Einreibungen sistirt.

30. Oct. Urin vollkommen klar. Eczem desquamirend.

3. Nov. Eczem geheilt. Entlassung.

21. Nov. bis 12. Dez. wegen Urethritis und einem Ulcus am orif. gland. Barthol. dextræ in Behandlung.

Nr. 21. — L. Therese, puella publ., aus Bayreuth, 18 Jahre alt.

Am 25. Juli, Schanker am Cernix.

Am 10. Nov. Roseola am Stamm und Extremitäten. Keine Drüsenschwellungen. Einreibungen mit neuer grauer Salbe.

24. Nov. 13 Einreibungen sistirt. Roseola rückgängig. Entlassung.

13. Nov. + wenig.
19. » +
21. » + Spuren.

Nr. 22. — G. Hermann, 25 Jahre alt, aus Reudnitz bei Leipzig.

Eintritt den 3. November 1883. Infection Ende Juli. Am 16. August zwei Schanker zu beiden Seiten des Frenulums, welche Anfangs mit Iodoform behandelt wurden, später wurden wegen auftretender Phinose nur Ausspritzungen mit Zincum sulf. vorgenommen. Gleichzeitig Drüsenschwellungen in beiden Leisten. Anfang October Roseola.

4. Nov. Erste Einreibung mit neuer grauer Salbe. Jeden fünften Tag ein Bad ohne Unterbrechung der Einreibungen. Local Iodoform.

13. Nov. Nach 9 Einreibungen Eczem am rechten Oberschenkel. Einreibungen an den anderen Körperteilen fortgesetzt.

15. Nov. Nach 11 Einreibungen Papeln rückgängig, nur noch durch Pigmentation kenntlich. Geschwür am Penis noch ulcerirt. Sol. cupri sulfur.

5. Nov. + Spuren.
6. » + wenig.
7. » +
8. » +
9. » +
10. » +
11. » + viel.
12. » + sehr viel.

19. Nov. Nach 15 Einreibungen noch Ulcerationen am Anus. Geschwür am Penis wenig kleiner. Calomel. local.

26. Nov. Dreiundzwanzigste Einreibung. Geschwür am Penis geheilt.

3. Nov. Dreissigste und letzte Einreibung.

4. Nov. Geheilt entlassen.

21. Aug.	+	
23. »	—	
24. »	+	
25. »	+	
27. »	+	wenig.
29. »	+	
2. Sept.	+	
4. »	—	
6. »	+	Spuren.

Nr. 23. — G. Aurélie, puella publ., aus Delémont, 19 Jahre alt.

Im Sept. 1882 wegen Vaginitis und März 1883 wegen Bartholinitis in Behandlung.

Am 30. Mai aufgenommen mit einem papulös. Syphilid. Hochschwanger.

6. Juni. Erste Einreib. mit neuer grauer Salbe (3,0).

9. Juni. Frische Papeln an den kleinen Labien. Iodoform.

16. Juni. Nach 8 Einreibungen Papeln involvirt.

20. Juni. Entlassung.

14. Aug. Wiederaufnahme. Pat. kommt aus der Gebäranstalt, wo sie ein reifes Kind geboren hat. Dasselbe hat ein papul. Syphilid. und Psor. palm. et plant. und wird bei uns mit Sublimatbädern und Calomel behandelt. Die Mutter hat Plaques an den grossen und kleinen Labien.

20. Aug. Erste Einreibung mit Hg-Oleat.

4. Sept. Sechszehnte Einreibung.

11. Sept. 20 Einreibungen beendigt. Die Plaques sind rückgängig.

15. Sept. Mutter und Kind entlassen. Das Kind zeigt keine Zeichen der Syphilis mehr, ist aber sehr elend.

Nr. 24. — H. Franciska, aus Beinheim in Württemberg, 18 Jahre alt.

Im Febr. 1882 und im Jan. und März 1883 wegen Urethritis in Behandlung.

Am 24. April Schanker an der hintern Commissur, welcher bis 9. Juli heilt.

10. Aug. Wieder eingetreten. Stat. præs. Papeln an den grossen und kleinen Labien. Scleradenitis universal. Psorias. palm. et plant. Onychia digit. II. man. dextr. Zerfallene Papeln zwischen der dritten und vierten Zehe an beiden Füssen.

Vom 10. Aug. an, täglich Einreibungen mit Hg-Oleat (3,0). Local Iodoform.

29. Aug. Papeln an den Zehen geheilt. 6,0 pro die.

3. Sept. Vierundzwanzigste Einreibung. Stark ulcerirte Papeln am linken Mundwinkel.

11. Sept. Einunddreissigste Einreibung. Aetzung der Papeln an den Genitalien mit Liq. hydrarg. nitric.

15. Sept. 35 Einreibungen sistirt. Täglich 1 grm. Iodkali.

4. Oct. Alle Erscheinungen rückgängig bis auf die Onychia des Zeigefingers.

Die Pat. bleibt wegen der Onychia noch bis zum 21. Nov. in Behandlung. Der Finger wird successive mit Oleat, weisser Präcipitalsalbe und mit Ungt. diachyl. Hebræ verbunden.

21. Nov. Entlassung.

27. Nov. Wiederaufnahme. Papul. ad anum. Bartholinitis dextra. Iodoform und Aetzungen mit concentrirter Carbolsäure.

12. Dez. Entlassung.

13. Aug.	—	
14. »	—	
21. »	+	
27. »	—	
29. »	+	
2. Sept.	+	
4. »	—	
6. »	+	viel.
8. »	+	Spuren.
19. Oct.	+	
21. »	+	
23. »	+	
24. »	+	
21. Nov.	+	Spuren.

20. Juli	+
21. »	—
22. »	—
23. »	—
24. »	—
25. »	—
26. »	+
27. »	—
28. »	—
29. »	+
30. »	+

Nr. 25. — S. Joseph, 25 J. alt, aus Dossenheim. Eintritt 9. Juli 1883.

Schanker im Sept. 1882, 14 Tage post coitum, nach 6 Wochen spontan geheilt. Papeln am After und Hoden seit Anfangs Mai. Stat. præs. Papul. hypertroph. exulc. ad anum, ad scrotum, ad radicem penis. Sclerad. ing. bilat.

9. Juli. Erste Einreibung mit Quecksilber-Oleat, 3 grm. pro die. Jeden fünften Tag des Morgens ein Bad. Locale Aetzungen mit Trichloressigsäure.

30. Juli. Zweiundzwanzigste Einreibung. Papeln am Scrotum und am Penis geheilt, die Papeln am After noch nicht völlig rückgängig. Auf Wunsch entlassen.

19. Juli	+
20. »	—
21. »	—
22. »	+
23. »	+
24. »	+
25. »	+
26. »	+
27. »	+
28. »	—
29. »	—
30. »	—
31. »	+
1. Aug.	—

Nr. 26. — M. Emil, 27 Jahre alt, aus Hagenau, Gasarbeiter.

Eintritt 10. Juli 1883. Infection vor 7 Wochen. Am Tage nach dem Coitus bemerkte Pat. eine Excoriation, aus welcher sich der Schanker entwickelte. Nach vierzehntägigem Bestande meldete sich Pat. in der chirurgischen Poliklinik, wo der Schanker mit Höllenstein geätzt und mit Naphtalin verbunden wurde.

Am 2. Juli bemerkte Pat. Flecken am ganzen Körper. Stat. præs. Tiefes stark zerfallenes Geschwür von 3 cm. Länge und 3 cm. Breite loco frenuli, welches mit einer Erosion chancriforme von 6 cm. Länge und 4 cm. Breite auf dem Præputium zusammenhängt. Sclerad. univ. Papulöses Syphilid am ganzen Körper. Angina. Kopfschmerzen.

10. Juli. Einreibungen mit Quecksilberoleat 3 grm. täglich, jeden vierten Tag morgens ein Bad. Local Iodoform.

30. Juli. Zwanzigste Einreibung. Papeln verschwunden.

1. Aug. Zweiundzwanzigste Einreibung. Schanker noch nicht geheilt. Drüsenschwellungen noch bestehend. Auf Wunsch entlassen.

Nr. 27. — D. Charles, 29 Jahre alt, Schlosser, aus Kreuzlingen, Canton Thurgau.

19.	Juli	+	
20.	»	+	
21.	»	+	
22.	»	—	
23.	»	+	
24.	»	—	
25.	»	—	
26.	»	—	
27.	»	—	
29.	»	—	
30.	»	+	
31.	»	+	
1.	Aug.	+	Spuren.
2.	»	+	
3.	»	+	
4.	»	—	
5.	»	+	

Eintritt 10. Juli 1883. Infection vor 3 Monaten. Neun Tage nach dem Coitus Schanker am innern Blatt der Vorhaut. Flecken seit 8 Tagen.

Vor 6 Wochen im Spital im Mülhausen. 8 Tage lang Liq. van Swietenii täglich 2 Gläschen. Local Aetzungen mit Arg. nitr. Stat. præs. Grosspapulöses Syphilid am Stamm, den Beugeseiten, den obern Extremitäten, in der Kniekehle, im Gesicht, der Vola manus, der planta pedis, am Scrotum. Phimosis. Rhagaden und nässende Papeln am Præputium. Plaques opalines der Zungenspitze und der unteren Zungenfläche. Papel am Canth. int. ocul. dextr. Angina. Tiefe Ulceration zwischen Arc. glosso-pal. und pharyngo-pal. links.

10. Juli. Erste Einreibung mit Quecksilberoleat, 3 grm. pro die, jeden vierten Tag morgens ein Bad.

13. Juli. Circumcisio. Eichel ist frei von syphil. Erscheinungen. Die Wundflächen vereinigen sich per primam.

30. Juli. Zwanzigste Einreibung. Noch keine merkliche Veränderung an den Papeln zu konstatiren.

Vom 5. August an, zwei Einreibungen zu 3 grm. täglich.

Am 13. Aug. sind die Papeln zum Teil noch vorhanden. Der Kranke verlässt das Spital ohne seine vollständige Herstellung abzuwarten.

5. Aug. —
6. » +
7. » +
8. » —
9. » +
10. » +
11. » —
12. » +
13. » + viel.
14. » +
16. » +
18. » +

Nr. 28. — P. Simon, 26 Jahre alt, Kutscher, aus Trier.

Eintritt am 3. Aug. 1883. Letzter Coitus Mitte April. Schanker Anfang Juli, bald darauf Ausschlag. Stat. Præs. Scleros. exulc. in lam. ext. præput. Phimosis congenit. Sclerad. ing. bilat. multipl. Pustul. syph. per tot. cut. dispers.

3. Aug. Erste Einreibung mit Quecksilberoleat.

5. Aug. Circumscision. Heilung per primam.

24. Aug. 21 Einreibungen beendigt, die Pusteln zum Teil rückgängig, zum Teil noch bestehend. Pat. wird entlassen und setzt ausser dem Spital die Kur durch den Gebrauch von Iodkali und Iodquecksilber fort.

20. Juli +
23. » +
25. » +
26. » + viel.
28. » +

Nr. 29. — K. Amalie, aus Strassburg, 18 J. alt.

Eintritt 23. Juni. Stat. præs. Papul. exulc. confluentes ad. lab. maj. et min. Angina. Beginn der Krankheit Anfang Juni.

26. Juni. Erste Einreibung mit Quecksilberoleat (3,0). Local Trichloressigsäure.

28. Juli. 32 Einreibungen beendigt. An Stelle der Papeln nur noch Pigmentation.

1. Aug. Entlassung.

20. Juli +
22. » +
23. » —
24. » +
25. » —
30. » —
1. Aug. +

Nr. 30. — B. Josephine, aus Rozières, 18 Jahre alt.

Aufgenommen am 26. Juni 1883. Stat. præs. Ulcerirte Papeln an den Genitalien. Papul. Syphilid an Stamm und Extremitäten. Scleradenitis ing. bil. Angina. Defluv. capill. Icterus. Diarrhöe. — Urethritis.

26. Juni. Erste Einreibung mit Quecksilberoleat (3,0). Local Trichloressigsäure.

12. Juli. Papeln an den unteren Extremitäten verschwunden, an den oberen desquamirend, am Bauch noch unverändert.

16. Juli. Farbe der Schleimhäute nicht mehr icterisch.

1. Aug. 34 Einreibungen sistirt. Geheilt. Entlassung.

Nr. 31. — R. Marie, aus Strassburg, 21 Jahre alt. Eintritt 30. Juni 1883. Stat. præs. Confluirende Papeln der Genitalien und der linken Inguinalgegend. Oedem der Labien. Papul. Syphilid am Stamm. Papeln an der Haargrenze und auf dem behaarten Kopf. Angina. — Gravida.

20. Juli	—
22. »	—
25. »	+
27. »	+
2. Aug.	—
4. »	+

1. Juli. Erste Einreibung mit Quecksilberoleat (3,0). Local Trichloressigsäure.

6. Aug. 32 Einreibungen sistirt. Calomel local, später wiederholte Aetzungen mit Liq. hydrarg. nitr.

4. Oct. Oedem der linken grossen Labie hat bedeutend nachgelassen, die früheren Papeln sind sämmtlich überhäutet, doch sind neue Papeln an der Innenfläche der grossen Labien aufgetreten.

9. Oct. Wegen Wehen auf die Gebäranstalt transferirt.

5. Nov. Geburt eines reifen gesunden Kindes.

22. Nov. Rückkehr auf die syph. Klinik. Die Mutter leidet an Scabies, zeigt keinerlei Symptome, die auf Syphilis zu beziehen sind. Die linke grosse Labie ist völlig vernarbt und zeigt keine Volumenszunahme gegenüber der rechten. Ausserdem hat Pat. ein nässendes Eczem des behaarten Kopfes und hat den grössten Teil ihrer Haare verloren. Das Kind ist schwächlich, aber frei von Syphilis.

28. Dez. Entlassung.

20. Juli	+	Spuren.
22. »	—	
23. »	—	
25. »	+	
26. »	—	
1. Aug.	+	Spuren.

Nr. 32. — E. Caroline, aus Freudenstadt, 21 Jahre alt. Eintritt 9. Juli 1883. Stat. præs. Exulc. hypertroph. Papeln an den Genitalien. Starke Pigmentation ad nates und an den Genitalien. Sclerad. ing. bilat. multipl. Tonsillitis. In Involution begriffene Papeln am ganzen Körper. Scabies.

10. Juli. Erste Einreibung mit Hg-Oleat (3,0). Local Trichloressigsäure.

1. Aug. 22 Einreibungen sistirt, nur noch Pigmentation. Entlassung.

11—18. Aug. wegen Bartholinitis in Behandlung.

11. Sept. bis 20. Nov. wegen acuter Vaginitis und Chancre der rechten Nymphe in Behandlung.

31. Juli	+	
1. Aug.	+	
2. »	—	
4. »	+	
6. »	+	Spuren.
7. »	—	
9. »	—	
11. »	+	
13. »	+	viel.
14. »	+	viel.
17. »	+	
19. »	+	viel.

Nr. 33. — G. Eugenie, aus Strassburg, 16 Jahre alt. Erste Aufnahme am 10. April 1883 mit Urethritis und einem oberflächlichen Geschwür an der portio vaginalis, welches sehr bald heilte.

28. April Entlassung.

Zweite Aufnahme am 27. Juli. Stat. præs. Papul. hyperthroph. exulc. ad genital. Sleraden. ing. dextr.

27. Juli. Erste Einreibung mit Hg-Oleat (3,0). Local Trichloressigsäure.

4. Aug. Nach 8 Einreibungen sind die Papeln rückgängig.

22. Aug. 25 Einreibungen sistirt. Entlassung.

6. Aug.	—	
7. »	+	Spuren.
9. »	—	
11. »	+	
13. »	—	
15. »	+	
17. »	—	
18. »	+	

Nr. 34. — L. Anna, puella publ., aus Langenzellburg, 17 Jahre alt.

Anamnese: Im Sept. und Nov. 1882 wegen Urethritis in Behandlung.

Im März 1883 Schanker zwischen den Carunkeln, im April Schanker an der rechten Nymphe.

Am 28. Mai Plaques an der rechten Labie und tiefgreifender Schanker am Anus, welcher sich auf die Pat. überimpfen lässt. Iodoformbehandlung.

28. Juli Entlassung.

Am 4. Aug. wieder eingetreten. Stat. præs. Multiple Plaques der grossen Labien. Plaques opalines der Mundschleimhaut. Papeln an der Haargrenze, am behaarten Kopf, an der Stirn und (1) am Rücken.

5. Aug. Erste Einreibung mit Hg-Oleat. Nach dieser, Entzündung der Haarbälge in Folge zu starken Reibens.

22. Aug. Plaques verschwunden.

29. Aug. Alle Erscheinungen rückgängig. 24 Einreibungen beendigt. Entlassung.

22. Sept. bis 17. Oct. wegen Papeln an der rechten Labie und in der rechten Plica labio-cruralis in Behandlung. Aetzungen mit concentrirter Carbolsäure.

Nr. 35. — B. Salomée, aus Oberehnheim, 17 Jahre alt.

Eintritt 4. Aug. 1883. Stat. præs. Urethritis. Abscess. gland. Barthol. utriusque. Oedema lab. maj. sin. Papul. ad lab. maj. cin. et ad clitorid. Scleraden. ing. bilat. multipl.

8. Aug. Erste Einreibung mit Hg-Oleat (3,0).

3. Sept. 28 Einreibungen sistirt. Nur noch Urethritis. Körpergewicht 46 Kilo.

17. Oct. Körpergewicht 49 Kilo.

3. Nov. Icterus. Karlsbader Salz.

17 Nov. Oedem der rechten grossen Labie in Folge eines Abscesses der rechten Barthol. Drüse.

22. Nov. Abscess spontan eröffnet. Oedem hat nachgelassen. Icterische Färbung hat abgenommen.

24. Nov. Oedem rückgängig. Icterus rückgängig.

Wegen Bartholinitis noch bis zum 20. Dez. auf der Abteilung.

11. Aug.	+	
13. »	—	
15. »	+	
21. »	+	
23. Oct.	+	wenig.
24. »	+	
25. »	+	
26. »	+	
21. Nov.	—	
24. »	+	Spuren.
2. Dec.	—	
3. »	—	
4. »	—	
6. »	—	
7. »	—	
8. »	—	

5. Aug. --
6. » + Spuren.
7. » —
11. » +
13. » +
19. » +

Nr. 36. — S. Caroline, aus Altschweyer, 25 Jahre alt. Eintritt 2. Aug. 1883. Stat. præs. Papul. hypertroph. exulc. ad genital. et in plica genito-crurali. Urethritis. Vaginitis. Einreibungen mit Hg-Oleat (3,0).

29. Aug. 6,0 pro die.

3. Sept. 31 Einreibungen sistirt. An Stelle der Papeln nur noch Pigmentation. Wegen Vaginitis noch bis 20. Sept. in Behandlung.

Gewichtszunahme während der Schmierkur 2 Kilo.

21. Aug. —
23. » +
24. » + wenig.
29. » + viel.
31. » —
2. Sept. +
4. » +
6. » + viel.
8. » —
10. » +
19. Oct. + viel.
21. » +

Nr. 37. — R. Louise, aus Hâvre, 19 Jahre alt. Eintritt 13. Aug. 1883. Stat. præs. Papul. hypertroph. exulc. ad genital. et ad nates. Scleraden. ing. bilat. multipl. Morpiones. Pediculi capitis. Scabies. Vaginitis.

13. Aug. Erste Einreibung mit Hg-Oleat (3,0), local Aetzungen mit Trichloressigsäure. Vom 29. Aug. an täglich 6,0 Hg-Oleat.

11. Sept. 28 Einreibungen sistirt. Papeln noch hypertrophisch und ulcerirt. Localbehandlung fortgesetzt.

2. Oct. Stat. idem. Iodkali 1,0 pro die.

12. Oct. Stat. idem. Aetzungen mit concent. Carbolsäure.

17. Oct. Papeln der Genitalien überhärtet. Lebhafte Röthung der äusseren Genitalien. Drüsenschwellungen noch bestehend. Vaginitis.

10. Nov. Abscess der linken Barthol. Drüse eröffnet.

4. April 1884 Entlassung.

20. Juli —
23. » +
25. » —
26. » —
30. » +
1. Aug. —

Nr. 38. — K. Marie, puella publ., aus Pforzheim, 20 Jahre alt.

Im Aug. 1882 wegen Urethritis in Behandlung.

Im März 1883 von der Gebäranstalt, wo Patientin ein todtes Kind geboren hat, an die syph. Abteilung abgeliefert. Roseola. Nach 4 Injectionen von Cyanquecksilber 0,01 pro die schwinden die Erscheinungen.

Am 7. Juli wird Pat. abermals wegen Roseola und einigen Papeln an den Genitalien aufgenommen.

9. Juli. Erste Einreibung mit Hg-Oleat (3,0 pro die). Local Iodoform.

18. Juli. Nach 9 Einreibungen sind die Flecken verschwunden. Die Papeln der Genitalien sind noch nicht völlig rückgängig.

1. Aug. 24 Einreibungen sistirt. Entlassung.

Vom 28. Aug. bis 5. Sept. wegen Urethritis in Behandlung.

Nr. 39. — H. Rosalie, aus Sulzmatt, 22 Jahre alt.

Eintritt 29. Oct. 1883. Stat. præs. Papul. hypertroph. exulc. ad genit. Beginn der Erkrankung angeblich vor 14 Tagen.

29. Oct. Erste Einreibung mit Hg-Oleat (6,0). Aetzungen mit conc. Carbolsäure.

7. Nov. Nach 9 Einreibungen und zweimaliger Aetzung sind die Papeln überhäutet.

20. Nov. 25 Einreibungen sistirt. Wegen Urethritis noch bis zum 20. Dez. in Behandlung.

1. Nov.	+	viel.
2. »	+	
3. »	+	
4. »	+	
5. »	+	viel.
6. »	+	Spuren.
7. »	+	
8. »	+	viel.
9. »	+	
10. »	+	
11. »	+	
12. »	+	

Nr. 40. — K. Martin, 24 Jahre alt, aus Krumbach in Hessen.

Eintritt 11. Juni 1883. Vor 1 Jahr Urethritis. Seit einem Jahre Defluv. capill. an einer circumscripten Stelle des Hinterkopfs. Seit 11 Tagen Schanker. Stat. præs. Scleros. exulc. in sulco coronario. Adenitis inguin. sin. Area Celsi. Resultatlose Impfung mit dem Schankersekret auf den linken Oberschenkel. Naphtalin-Verband des Geschwürs am Penis.

14. Juni. Heftige Kopfschmerzen.

22. Juli	—
23. »	—
24. »	+
25. »	—
26. »	—
27. »	—
28. »	+
29. »	—
30. »	+
31. »	—
1. Aug.	+
2. »	—

15. Juni. Geschwür hat sich zum Teil gereinigt. Mit Naphtalinbehandlung fortgefahren. Die Adenitis wird mit Ung. kal. jodati, die Area Celsi mit Chrysarobinsalbe verbunden.

21. Juni. Cataplasma auf die Drüsengeschwulst.

3. Juli. Iodtinctur auf den Bubo gepinselt.

12. Juli. Dermatitis an der mit Iodtinctur bepinselten Stelle. Härte im Sulc. coron. noch bestehend. Zahlreiche miliare Flecken an Brust und Bauch.

21. Juli. Erste Einreib. mit Quecksilberoleat (3,0).

1. Aug. Zwölfte Einreibung. Exanthem verschwunden. Drüsenschwellung noch bestehend.

2. Aug. Entlassung.

9.	Oct.	+	
10.	»	+	
11.	»	+	
12.	»	+	Spuren.
13.	»	+	
14.	»	—	

Nr. 41. — K. Martin, 24 Jahre alt, aus Krumbach, Tagarbeiter.

Wiedereintritt den 1. Oct. 1883. Seit 4 Wochen ein klein papulöses abschuppendes Syphilid auf Brust und Rücken. Auf dem Rücken sind die Papeln so dicht gedrängt, dass sie an vielen Stellen zusammenfliessen. Vorderarme und Beine zeigen nur wenige Papeln. Psor. plant. Sclerad. ing. bilat. multipl. Im Gesicht ebenfalls zahlreiche confluirende, stark desquamisende Papeln, ebenso auf dem behaarten Kopf. Ausfallen der Haare. Patient hat die Papeln während 3 Tagen, Morgens und Abends, mit einer weissen Salbe eingeschmiert.

Vom 2. Oct. an täglich zwei Einreibungen von je 3 grm. Quecksilberoleat. Jeden fünften Tag ein Bad ohne Unterbrechen der Einreibungen.

13. Oct. Die Papeln auf dem Rücken sind sowohl blasser geworden, als auch bedeutend abgeflacht.

18. Oct. An Stelle der Papeln auf dem Rücken nur noch rothe Punkte an den Mündungen der Haarbälge zu sehen.

27. Oct. Papeln auf dem Handteller und der Fusssohle gleichfalls rückgängig. Papeln auf der Brust stark abgeblasst. Auf dem Rücken noch die obengenannten, umschriebenen Röthungen. Die Papeln im Gesicht sind noch schuppend. Die Einreibungen werden ausgesetzt, Patient erhält täglich 1 grm. Iodkali. Die Stirn wird mit Quecksilberoleat Abends eingerieben.

10. Nov. Da die Papeln im Gesicht bei obiger Behandlung keine Besserung zeigen, sondern sich neue Papeln unter dieser Behandlung auf Stirn und Wangen entwickeln, so werden die Einreibungen mit Oleat aufgegeben und die genannten Papeln nur mit Vaseline behandelt.

15. Dez. Das papulöse Exanthem im Gesicht, welches als ein mercurielles Eczem aufzufassen ist (Dr. Wolff), ist immer noch nicht rückgängig.

5. Jan. 1884. Pat. entlassen. Eczem noch nicht völlig rückgängig.

Nr. 42. — V. Pius, 24 Jahre alt, aus Edichheim, Maurer.

Eintritt 12. Juni 1883. Schanker seit Anfang April, 8 Tage post coitum entstanden. Stat. præs. Scleros. exulc. in forsa retroglandulari. Adenit. ing. sinistra. Naphtalin local auf den Schanker, Bubo mit Aq. plumbi verbunden.

19. Juni. Vesicul. Eczem der linken Inguinalgegend. Aq. plumbi weggelassen.

21. Juni. Cataplasma auf den Bubo.

27. Juni. Bubo incidirt.

9. Juli. Pustulöses Syphilid am Stamm und den oberen Extremitäten. Papeln an der Glans und der Haut des Penis. Angina Cephalea. Erste Einreibung mit Hg-Oleat (3,0).

19.	Juli	+
20.	»	—
21.	»	—
22.	»	—
23.	»	+
26.	»	—
27.	»	—
28.	»	+
29.	»	—
30.	»	+
31.	»	—
1.	Aug.	+
2.	»	—
3.	»	+
4.	»	+
5.	»	+

30. und 31. Juli. Eiweiss im Harn.

2. Aug. Fünfundzwanzigste und letzte Einreibung. Hautsymptome rückgängig.

Da die Incisionswunde des Bubo noch nicht geheilt ist, bleibt Pat. noch bis 11. Aug. auf der Abteilung.

19. Juli	+
20. »	—
22. »	+
24. »	+ viel.
25. »	—
26. »	—
27. »	—
28. »	+
29. »	—
30. »	+
31. »	+
1. Aug.	+
2. »	+
3. »	—
4. »	—
5. »	+

Nr. 43. — R. Johann, 45 Jahre alt, Taglöhner.

17. Oct. bis 4. Dez. 1882 Roseola, papul. ad arc. glosso pharyng. 24 Einreibungen.

9. Juni 1883. Papul. in cræna ani, psoriaris palmaris, onychia, papul. ad mucos. oris. Aetzungen mit Liq. hydrarg. nitric. oxydul. Iodoform. Kali chloricum. Iodkali 2,0 pro die.

8. Juli. Papeln am After rückgängig. Psor. palm. rückgängig, noch 3 Plaques an der Schleimhaut der Oberlippe. Gumma der Iris am linken Auge. Mehrfache hintere Synechien. Pupille nicht dilatirbar. Heftige Schmerzen im linken Auge und der linken Kopfhälfte. Atropin.

15. Juli. Erste Einreibung mit Hg-Oleat 3,0 pro die.

3. Aug. Nach 18 Einreibungen Synechien gelöst. Iris homogen.

7. Aug. 24 Einreibungen sistirt. Keine Erscheinungen mehr. Im Spital beschäftigt.

19. Juli	—
20. »	+
21. »	—
22. »	—
23. »	—
24. »	+
25. »	—
26. »	—
27. »	+
29. »	+
30. »	+

Nr. 44. — S. Friedrich, aus Strassburg, 20 Jahre alt, Bäcker.

Eintritt 2. Juni 1883. Stat. præs. Blennorrhœa urethræ acuta. Oedema præput. Phimosis. Adenitis ing. bilat. multipl.

13. Juni. Schmerzen im Hypogastrium. Hæmaturie. Eisblase auf den Bauch. Tannin und Opiate. Milchdiät.

14. Juni Abends $39^0,6$. Continuirliches Fieber mit abendlichen Exacerbatien. Heftige Schmerzen in beiden

Lumbalgegenden, von der Symphyse nach den Nieren zu ausstrahlend. Nierengegend auf Druck schmerzhaft. Verdacht auf Pyelo nephritis. Appetitlosigkeit. Elendes Aussehen. Morphium-Injectionen.

14. Juli. Zustand unverändert. Erste Einreibung von Hg-Oleat 3,0 pro die auf den Bauch. Nach 2 Einreibungen fühlt sich der Kranke auffallend wohler und steht Nachmittags etwas auf. Nach 4 Einreibungen lassen die Schmerzen im Unterleibe nach, der Urin war nicht mehr blutig gefärbt, enthielt aber noch reichlich Eiweiss.

Am 18. Juli, nach 5 Einreibungen, fühlt sich Pat. kräftig genug, um im Hofe spazieren zu gehen.

Am 26. Juli, nach 13 Einreibungen, Urin vollkommen klar, enthält kein Eiweiss mehr. Urethritis mit Einspritzungen von Kali hypermang. 1: 1000 behandelt.

28. Juli. Gewöhnliche Kost.

29. Juli. Morgen- und Abendtemperatur gleich. Kein Fieber. Sechszehnte und letzte Einreibung. Allgemeinbefinden sehr gut. Kein Ausfluss aus der Urethra. Oedem der Vorhaut noch nicht ganz geschwunden.

1. Aug. Entlassung.

Nr. 45. — F. Elisabeth, puella publ., aus Diefenbach, 20 Jahre alt.

Eintritt 15. Sept. 1883. Urethritis Grav. 6 mense. Starke Varicen am Oberschenkel.

17. Oct. Cystitis. Hæmaturie. Obstipation. Stark eitriges Sediment im Harn.

Milchdiät. Einreibungen mit Hg-Oleat auf die Bauchdecken, vom 18. Oct. an.

29.	Oct.	+ wenig.
30.	»	—
31.	»	+
2.	Nov.	—
10.	»	+ wenig.
6.	Dez.	—
7.	»	—
8.	»	—
10.	»	—

29. Oct. Wegen papul. Eczem an Bauch un guinalgegenden werden 11 Einreibungen sistirt. Urin ist noch dunkelbraunroth gefärbt und sedime noch viel Eiter. Salicylsaures Natron innerlich.

7. Nov. Rückkehr zur gewöhnlichen Diät. amygdal. amar. in starker Verdünnung.

6. Dez. Cystitis. Viel Eiter und etwas Blut Harn. Tenesmus. Ausspülungen der Blase mit 1 $^1/$ Borsäurelösung und Natr. benzoicum innerlich.

15. Dez. Kein Blut mehr im Urin, doch noch z lich viel Eiter. Der Tenesmus hat nachgelassen. wegen der bald zu erwartenden Niederkunft auf geburtshülfliche Klinik verlegt.

31. Juli	—
1. Aug.	—
3. »	+
4. »	+
5. »	—
6. »	—
7. »	—
9. »	—
13. »	+
14. »	—

Nr. 46. — W. Julie, aus Kochendorf, 17 Jahre Aufgenommen am 12. Juli 1883 mit Urethritis

25. Juli. Cystitis. Hæmaturie. Incontinentia u Heftige Schmerzen in der Blasengegend. Milchdiät. reibungen mit Hg-Oleat auf den Bauch. Morphium

30. Juli. Kein Blut mehr im Harn, aber noch r liches eitriges Sediment.

1. Aug. Keine Schmerzen im Leibe mehr. kann den Urin eine Stunde lang anhalten. Gewöhn Kost.

3. Aug. Urin hell und klar. 1 $^1/_2$ Liter Harn mentiren noch etwa 10 ccm. Das Sediment besteht Eiterkörperchen und Epithelien.

15. Aug. 19 Einreibungen sistirt.

22. Aug. Entlassung.

Nr. 47. — S. Louise, aus Kappelrodeck, 21 J. alt. Eintritt 28. Juli 1883. Urethritis. Grav. 4 mense.

22. Sept. Cystitis. Behandlung mit Tannin und Opiaten.

11. Oct. Hæmaturie. Tenesmus. Heftige Schmerzen beim Harnlassen. Schmerzen in der Blasengegend. Kein Fieber.

Behandlung: Warme Bäder, Milchdiät, Einreibungen mit Hg-Oleat auf den Leib, vom 13. Oct. an.

18. Oct. Noch stark eitriger Bodensatz im Harn. 20-25 ccm. auf 1 $^1/_2$ Liter.

21. Oct. Noch 5-10 ccm. auf 1 $^1/_2$ Liter.

24. Oct. Nach 11 Einreibungen, papulöses Eczem des Mons veneris und beider Inguinalgegenden. Pat. erhält salicylsaures Natron.

26. Oct. 13 Einreibungen sistirt. Eczem im Desquamation.

7. Nov. Nur noch geringe Röthung der Haut an den von Eczem befallenen Stellen. Urin klar. Gewöhnliche Kost.

7. Dez. Cystitis. Ausspülungen der Blase mit 1 $^1/_2$ $^0/_0$ Borsäurelösung. Innerlich Natr. benzoicum.

20. Dez. Auf die geburtshülfliche Klinik verlegt.

18. Okt.	—	
19. »	+	
21. »	—	
22. »	—	
23. »	—	
24. »	—	
25. »	+	
26. »	+	
27. »	—	
28. »	+	wenig.
29. »	+	Spuren.
30. »	—	
31. »	+	
2. Nov.	+	wenig.
7. »	—	
10. »	—	
6. Dec.	—	
7. »	—	
8. »	—	
9. »	—	
10. »	—	

Nr. 48. — S. Eva, aus Rocksheim, 18 Jahre alt. Eintritt 9. Nov. 1883. Stat. præs. Papul. hypertroph. exulc. ad genital. Scleradenit. ing. bilat.

10. Nov. Erste Einreibung mit Hg-Oleat (6,0 pro die). Local Aetzungen mit conc. Carbolsäure.

22. Nov. Kopf wegen Pediculi capitis mit weisser Präcipitatsalbe eingerieben.

30. Nov. Zwanzigste Einreibung. Papeln an den Genitalien bis auf Pigment zurückgegangen. Noch Urethritis und Vaginitis.

13. Nov.	+	Spuren!
18. »	+	Spuren.
19. »	+	
21. »	—	
23. »	+	Spuren.
24. »	+	

1. Dez. Stomatitis ulceros. mercur. Einreibungen ausgesetzt.

Die Pat. ist eine schwachsinnige Creatur und hat keine Begriffe von den primitivsten Anforderungen der Reinlichkeit. Sie ist nur durch Zwangsmassregeln zu bringen, das ihr verordnete chlorsaure Kali zum Gurgeln und Mundausspülen zu benützen. Die Zähne waren schon bei der Aufnahme der Mehrzahl nach cariös. Wegen Stomatitis noch bis zum 3. Jan. auf der Abteilung.

2. Juli + Nr. 49. — Z. Julius, 26 Jahre alt, aus Strassburg.
3. » + Eintritt 23. Juni 1883. Ende Febr. 1883, sechs
4. » + Tage post coitum, Schanker und Tripper. Ende April
5. » + viel. Angina. Kali chloricum und eine bittere Medizin, welche wie Iodkali schmeckt. Local Vin aromatique. Einreibungen mit grauer Salbe. Nach 12 Einreibungen heilt der Schanker und die Angina. 14 Tage später neues Geschwür an der Stelle des Schankers. Keine Behandlung. Kein Exanthem beobachtet.

Stat. præs. vom 23. Juni 1883. Urethritis. Defect. frenuli. Tiefes mit speckigem Belag bedecktes Geschwür mit steil abfallenden Rändern, welches die Hälfte der Eichel einnimmt und sich in den Sulc. coronarius fortsetzt Iodoformverband. Impfung mit dem Eiter des Geschwürs auf den linken Oberschenkel.

25. Juni. Schanker zum Teil mit üppigen Granulationen bedeckt, zum Teil noch speckig belegt. An der Impfstelle eine längliche, mit einer Borke bedeckte Pustel, deren Umgebung geröthet und geschwollen ist.

28. Juni. An der Impfstelle ein Geschwür von 1 $^1/_2$ cm. Länge und 1 cm. Breite. Gewulstete Ränder, speckiger Belag des Grundes, Röthung der Umgebung.

3. Juli. Geschwür am Penis in Heilung. Das Impfgeschwür hat sich vergrössert. Ausstrahlende Schmerzen am Oberschenkel.

9. Juli. Ulcerirte Papel zwischen der vierten und fünften Zehe des rechten Fusses. Iodoform.

16. Juli. Papel zwischen den Zehen geheilt.

19. Juli. Geschwüre am Penis vernarbt.

21. Juli. Rhinitis.

24. Juli. Alaninquecksilber 0,02 pro die innerlich.

27. Juli. Statt 0,02 jetzt 0,03 pro die.

2. Aug. Diarrhöe. Medizin ausgesetzt.

4. bis 23. Aug. Täglich 0,02 Alaninquecksilber.

23. Aug. Diarrhöe. Plaques opalines der Mundschleimhaut. Aetzungen mit Arg. nitric.

31. Aug. Pillen von Protojoduret. Plaques geheilt.

3. Sept. Pillen, welche dem Pat. sehr unangenehm sind, ausgesetzt. Localbehandlung der Nase mit Borsäureausspülungen.

7. Sept. Entlassung.

Nr. 50. — S. Jacob, aus Strassburg, 26 Jahre alt. Im Dez. 1882 hat Pat. 24 Einreibungen mit grauer Salbe gemacht.

19.	Juli	+
20.	»	—
21.	»	—
22.	»	+
23.	»	+

Eintritt den 9. Juli 1883. Stat. præs. Cicatrix loco frenuli. Papul. et rhagades. ad anum. Papul. in fossa poplit. utraque. Papul. ad mucos. oris et linguæ. Behandlung: Aetzungen mit Trichloressigsäure und Iodkali innerlich.

23. Juli. Geheilt entlassen.

25. Oct.	+	viel.
26. »	+	
28. »	+	
29. »	+	
30. »	+	
31. »	+	viel.
1. Nov.	+	wenig.

Nr. 51. — W. Johann, 46 Jahre alt, Tagner, aus Heidelberg.

Eintritt am 8. März 1883. Schanker an der Vorhaut seit Neujahr 1883. Papulöses Syphilid am ganzen Körper. Narbe in der rechten Leistengegend herrührend von einem Bubo.

11. März. Erste Einreibung. Nach 10 Einreibungen Papeln sichtbar abgeblasst.

Schanker anfangs mit Iodoform, vom 2. April ab mit Calomel behandelt.

9. April. Nach 24 Einreibungen entlassen.

3 Wochen nach Austritt aus dem Spital, bekam Pat. Geschwüre an der Innenfläche des rechten Oberarms, gegen welche er Iodoform anwandte.

Da die Geschwüre keine Neigung zur Heilung zeigten, liess sich Pat. am 23. Oct. wieder in das Spital aufnehmen. Stat. præs. 3 Geschwüre mit unterminirten Rändern am rechten Oberarm. Narbige Zusammenziehung der Haut in der Umgebung der Geschwüre. Kleinpustulöses Syphilid an Brust, Rücken und Extremitäten. Ein harter Knoten mit ulcerirter Oberfläche an der Zunge. Behandlung: täglich 1 Gramm Iodkali. Die Geschwüre werden mit Cerat verbunden.

1. Nov. Arm mit Emplastr. hydrarg. verbunden.

15. Nov. Knoten in der Zunge verschwunden. Geschwüre am Arm sind vernarbt. Magenschmerzen. Nasenbluten. Erosionen an der Nasenscheidewand.

17. Nov. Erosionen an der Glans penis. Nasenschleimhaut stark geröthet und geschwollen. Tampon mit Ung. præcipit. albi.

22. Nov. Schwellung der Nasenschleimhaut hat noch zugenommen. Weisse Præcipitat weggelassen, Borsäure.

26. Nov. Geschwüre am Arm geheilt. Schwellung der Nasenschleimhaut rückgängig.

1. Dez. Geheilt entlassen.

Nr. 52. — Z. Friederike, aus Freudenstadt, 4. Aug. +
20 Jahre alt. 5. » —
Vom 10. Nov. 1881 bis 15. April 1882 wegen 6. » —
Papeln der Genitalien und Schanker an der hintern 7. » —
Commissur in Behandlung.

Vom 21. Dez. 1882 bis 9. Februar 1883 abermals wegen hypertroph. Papeln der Genitalien und Vaginitis im Hospital. 24 Einreibungen mit grauer Salbe.

Vom 17. Juli bis 5. Sept. wegen Urethritis in Behandlung.

Nr. 53. — M. Catharina, aus Türkheim, 25 Jahre alt. 4. Aug. —
I. Aufnahme. 26. April 1882. Stat. præs. Papul. 5. » —
exulc. ad lat. maj. Roseola. Angina. Localbehandlung 7. » —
mit Calomel und Salzwasser. 9. » —

Vom 5. Mai ab Einreibungen mit grauer Salbe. Nach 8 Einreibungen ist die Roseola verschwunden.

17. Mai. Zwölfte Einreibung. Zahnfleisch etwas geschwollen.

28. Mai. 24 Einreibungen beendigt.

31. Mai. Entlassung.

II. Aufnahme. 12. Juni 1882. Barthol. bilat. Oedema lat. maj. dextr. Urethritis.

17. Juli. Angina. Ulcerationen an der linken Tonsille und an der hintern Pharynxwand. Behandlung mit Aq. phagedænica.

2. Aug. Entlassung.

III. Aufnahme. 24. April 1883. Urethritis. Papul. ad. lat. maj. sin.

30. Juni. Exeat.

IV. Aufnahme. 19. Juni. Barthol. sin. Papul. ad lat. maj. dextr.

15. Juli. Rheumat. articul. acut.

29. Aug. Entlassung.

V. Aufnahme. 4. Sept. 1883 bis 12. Sept. wegen Urethritis.

VI. Aufnahme. 18. Sept. bis 4. Oct. 1883 wegen Plaques der Oberlippe.

VII. Aufnahme. 15. Oct. bis 7. Nov. wegen Urethritis und Barthol. sin.

1. Aug. +
3. » +
5. » —
6. » —
7. » +
11. » —
13. » —
29. Oct. —
30. » —
31. » —
2. Nov. +

Nr. 54. — B. Caroline, aus Schlettstadt, 19 Jahre alt. Vom Raspelhaus an die syph. Abteilung überwiesen. Hat bereits 8 Einreibungen erhalten.

25. April 1883. Hypertroph. Papeln an den grossen Labien. Plaques opalines am Zungenrande. Angina. Vaginitis. 24 Injectionen von Cyanquecksilber à 0,01. Tampon mit Naphtalin und Iodoform.

30. Juni. Entlassung.

11. Juli. Schanker an der rechten grossen Labie.

27. Juli. Cystitis. Urin reagirt stark alkalisch und sedimentirt stark. Schmerzen in der rechten Lumbalgegend. Tenesmus. Milchdiät: Decort. fol. ur. ursi.

20. Oct. Ausspritzungen der Blase mit Salicylsäurelösung.

25. Oct. Ausspritzungen sistirt.

5. Dez. Entlassung.

7. Aug. +
9. » —
11. » +

Nr. 55. — F. Marie Henriette, aus Carlsruhe, 21 Jahre alt.

21. Oct. 1882 bis 4. Jan. 1883 in Behandlung wegen Papeln an den Genital., Papeln ad anum und Roseola. 24 Einreibungen mit grauer Salbe, später Iodkali.

23. Juli bis 28. Sept. wieder in Behandlung wegen Papul. exulc. ad anum. Localbehandlung mit Trichloressigsäure und Iodoform.

KAPITEL IV.

Résumé und Schlussfolgerungen.

Beiersdorff-Unna'sche Quecksilberpflastermulle.

Die allgemeine Behandlung mit Quecksilberpflastermullen wurde in sechs Fällen in Anwendung gebracht. Es wurden Pflaster von 1 Meter Länge und 20 Centimeter Breite mit einem Quecksilbergehalt von 20 Grammes Quecksilber verwendet.

Nr. 1.	Roseola	2	Pflaster	11	Tage	4	Analysen.	3	pos.	1	neg.
Nr. 2.	Roseola	1	»	11	»	8	»	7	»	1	»
Nr. 3.	Papul. Syph.	2	»	14	»	3	»	1	»	2	»
Nr. 4.	Maculo-papulo. Syph.	1	»	9	»	11	»	11	»	—	»
Nr. 5.	Scleros. Angina.	3	»	9	»	7	»	7	»	—	»
Nr. 6.	Papul. Syph.	3	»	20	»	13	»	13	»	—	»

Die Bedingungen, unter denen sich meine Patienten befanden, sind wesentlich andere als die von Unna in seiner brieflichen Mittheilung[1] (cf. p. 42)

[1] Dieselbe ging mir erst 4 Monate nach Beendigung dieser Untersuchungen zu. Ich war daher, zu meinem Bedauern, auch nicht mehr in der Lage, dem Wunsche des Herrn Dr Unna zu entsprechen und Untersuchungen bei exakter Beobachtung des von ihm empfohlenen Kurverfahrens anzustellen.

als zweckmässig angegebenen, es dürften daher auch die von mir erhaltenen Resultate nicht direkt auf das von Unna empfohlene Verfahren der Allgemeinbehandlung zu beziehen sein.

In den Fällen, wo mehr als ein Pflaster angewandt wurde, lag zwischen der Application der einzelnen Pflaster ein Zeitraum von nur 2 bis 5 Tagen. Das erste, zweite und dritte Pflaster wurden gleichzeitig am Ende der Kur abgenommen und der Patient gebadet.

Dass eine reichliche Absorption des in Pflasterform angewandten Quecksilbers stattfindet, lehren uns der fast constante positive Befund der Harnuntersuchungen — auf 42 positive nur 4 negative Resultate, — ferner die reichliche Menge des im Harn ausgeschiedenen Mercurs, wovon besonders Nr. 5 und Nr. 6 ein deutliches Zeugniss gaben, das rasche Eintreten acuter mercurieller Vergiftungserscheinungen in Nr. 5, wo 2 Pflaster kurze Zeit nach dem ersten Pflaster gleichzeitig applicirt wurden, und das schnelle Verschwinden der luetischen Hautsymptome.

Fall 2, 4, 5, 6 zeigen auch, dass man das Quecksilber schon nach 24 Stunden im Harn nachweisen kann, und zwar nicht blos Spuren.

Der Nachweis einer nachträglichen Ausscheidung wurde in zwei Fällen gebracht:

Nr. 1.	1	Monat	nach	2	Pflastern	4	Analysen	3	pos.	1	neg.
»	3	»	»	2	»	2	»	1	»	1	»
Nr. 6.	1 1/2	»	»	3	»	7	»	5	»	2	»

Eczem-Erscheinungen wurden in zwei Fällen (Nr. 1 und Nr. 3) beobachtet, indess sind dieselben nicht hochgradig gewesen. Es ist hierbei auch zu erwägen, dass die Pflaster möglichst lange liegen gelassen wurden (11 resp. 14 Tage), es dürfte daher zweckmässiger sein, die Pflaster öfter zu wechseln und dieselben nur 6-8 Tage liegen zu lassen, sowie zwischen die Application zweier Pflaster ein Vollbad einzuschalten. Die gleichzeitige oder in kurzen Zwischenräumen folgende Application mehrerer Pflaster ist wegen der heftigen Intoxicationserscheinungen (Nr. 5) zu verwerfen.

Als Applicationsstellen dürften im Allgemeinen Brust, Bauch, die oberen und die unteren Extremitäten zu wählen sein, indess wird man dabei auf die Localisation der Hautsyphilide Rücksicht nehmen müssen und ev. Bruchstücke auf den Nacken, die Kniekehlen u. s. w. appliciren, um mehr direkt einzuwirken, nachdem durch die Beobachtungen von Ch. Hunter, Hebra und Köbner die lokale Einwirkung von Quecksilberpräparaten evident festgestellt worden ist.

Merkwürdig gut wurden die Pflaster im Fall 6 ertragen, in welchem die (3) Pflaster am längsten liegen blieben (16-18-20 Tage). Es traten keinerlei Symptome der Reizung der Haut und des Zahnfleisches auf, wobei allerdings zu bemerken ist, dass der Patient keine Zähne mehr hatte.

Trotz der grossen Menge des applicirten Quecksilbers (3 Pflaster zu 20 Grammes Quecksilber) zeigte sich schon 6 Wochen nach der Kur eine hartnäckige Onychia.

In Fall 4, wo allerdings nur ein Pflaster verwandt worden war, traten innerhalb der nächsten drei Monate drei Recidive auf, und wurde desshalb eine Inunctionskur angeordnet.

Auch in Fall Nr. 1 kam einen Monat nach der Kur eine Angina syph. zum Vorschein. Drei Monate später wurde wegen Roseola eine Inunctionskur angeordnet.

Die Behandlungsdauer betrug 9-20 Tage, durchschnittlich 12 Tage, und genügte um die Hauterscheinungen rückgängig zu machen.

Die Heilung der Schanker (Nr. 1, 4, 5, 6), sowie tiefgreifender Zerstörungen an den Tonsillen (Nr. 2) überdauerte das Verschwinden der Hautsymptome noch um 2-3 Wochen, erfolgte also erst nach der « Kur ».

Auf eine allgemeine Anwendung der Unna'schen Pflaster in der Privatpraxis wird man der Kostspieligkeit des Präparates wegen wohl vorläufig verzichten müssen, indessen dürfte es in der Privatpraxis unter Umständen angezeigt sein, sie der grauen Salbe zu substituiren.

Was die reichliche Ausscheidung in obigen Fällen betrifft, so sind allerdings die in Vergleich zu den therapeutisch gewöhnlich bei Schmierkuren angewandten Quecksilbermengen (von 1-1 $^1/_3$ regulinisches Quecksilber pro die) sehr viel grösseren, je 20, 40, bei 3 Pflastern sogar 60 Grammes regulinisches Quecksilber betragenden Quantitäten zu berücksichtigen.

Obwohl bei der von mir angewandten Art der Anwendung des Beiersdorff-Unna'schen Quecksilberpflastermulls (Auflagen von $^1/_5$□m. grossen Stücken zu 1, 2 bis 3 während 9-20 Tagen und Umwickeln mit Gazebinden) die Quecksilberverdunstung nicht mit absoluter Sicherheit ausgeschlossen ist, da es sich schwer verhindern lässt, dass die Pflaster, wenn sie mehrere Tage liegen, durch die Muskelbewegungen eine geringe seitliche Verschiebung erfahren, so dürften wir doch, da in Folge des Wegfalls des Reibens und durch die Beschaffenheit der Pflastergrundlage[1] die Bedingungen für eine Verdunstung im Vergleich zur Schmierkur sehr ungünstig sind, zu der Annahme berechtigt sein, dass es sich hierbei vorzugsweise um eine rasche und direkte Aufnahme des Quecksilbers durch die Haut handle[2].

Sapo mercurialis.

Mit Sapo mercurialis wurden 8 Fälle behandelt, es wurden täglich 6,0 in Fall Nr. 7, in allen übrigen täglich 3,0 eingerieben.

Die Quantität von 6,0 pro die, welche anfänglich angewandt wurde, entspricht ihrem Quecksilbergehalt genau der Dosis von 3,0 Ungt. hydrarg. dupl. Ph. gallic., sie liess sich jedoch zu schwer verreiben und es wurden in Folge dessen zu den späteren Einreibungen bei anderen Patienten nur 3,0 pro die angewandt.

Dass sich 3,0 dieser Seife, selbst bei Zuhülfenahme von Glycerin und Wasser, leichter verreiben lassen, als die entsprechende Quantität grauer Salbe, muss ich nach den Beobachtungen in unserer Klinik in Abrede stellen, und glaube in dieser Hinsicht dem Oleat und der Salbe den Vorzug einräumen zu müssen.

[1] Experimente über die Permeabilität der Pflastergrundlage für Quecksilberdämpfe war ich bisher noch nicht in der Lage anzustellen und stütze mich hierbei wesentlich auf die Mitteilungen Unna's über die chemische Zusammensetzung derselben.

[2] Um diese Frage definitiv zu erledigen, würde Herr Prof. Kœbner die (in praxi kaum anwendbare) Auftragung von ebenso grossen Mengen reines Quecksilber enthaltenden Quantitäten von Ung. cin. — also statt je eines solchen Pflasters 60 Grm. des letzteren (nach der Ph. germ.) — nebst Deckung mit Gummipapier oder Wachstaffet zur sicheren Ausschliessung der Verdunstung für nöthig erachten.

Folgende Resultate wurden erzielt :

Nr. 7.	Papulöses Syphilid.	18 Einreib.	(à 6,0)	4 Unters.	3 pos.	1 neg.
Nr. 8.	» »	25 »	(à 3,0)	10 »	7 »	3 »
Nr. 9.	» »	23 »	(»)	6 »	5 »	1 »
Nr. 10.	» »	29 »	(»)	7 »	2 »	5 »
Nr. 11.	» »	15 »	(»)	6 »	4 »	2 »
Nr. 12.	Maculo-pap. Syph.	17 »	(»)	11 »	6 »	5 »
Nr. 13.	Phimor. ex sclerosi	17 »	(»)	12 »	12 »	— »
Nr. 13.	Papul. Syphilid.	15 »	(»)	10 »	9 »	1 »

In zwei Fällen wurde nach 5 resp. 10 Einreibungen eine leichte Affection der Mundschleimhaut notirt, auch Eczemerscheinungen traten in zwei Fällen nach 7 resp. 9 Einreibungen auf (Nr. 9, Nr. 13).

Von 66 Untersuchungen während der Kur ergaben 48 ein positives und 18 ein negatives Resultat.

In Nr. 13 fand sich das Quecksilber von Anfang an im Urin,

in Nr. 12 Spuren von Anfang an,

in Nr. 9 u. 10 schon nach 2 Einreibungen,

in Nr. 7 nach 3 Einreibungen,

in Nr. 14 wurde nach 5 Einreibungen viel Quecksilber vorgefunden.

Auch 1 Monat nach Beendigung der Kur ergab eine einmalige Untersuchung in Fall Nr. 7 ein positives Resultat.

In Fall Nr. 13 war die Ausscheidung während der Kur eine constante. 2 Monate nach der Kur zeigte der Patient wieder frische Symptome der Syphilis.

In Fall Nr. 14 war die Ausscheidung vom vierten Tage der Kur an eine reichliche constante.

Was die Zahl der Einreibungen betrifft, welche sich in jedem Falle als nöthig erwiesen, so erfuhren dieselben in Fall 9, 10 und 11 durch locale Aetzung mit Phenol eine sehr wirksame Unterstützung.

In Fall Nr. 11 waren die Papeln nach 9 Einreibungen und dreimaliger Aetzung bereits geheilt, in Fall Nr. 12 genügten vier Einreibungen, um die Roseola verschwinden zu lassen, nach weiteren 13 Einreibungen waren auch die Drüsenanschwellungen rückgängig.

In Fall Nr. 7, wo die relativ grösste Menge Quecksilber angewandt wurde, wurde 3 Monate nach der Kur ein todtes Kind geboren, gleichzeitig zeigten sich neue Syphiliserscheinungen an den Genitalien.

Neue graue Salbe (Ung. hydrarg. dupl. ph. gall. Le Beuf).

Die ohne Zuhülfenahme von alter grauer Salbe bereitete «neue graue Salbe» gelangte in mehreren Fällen zur Anwendung, ich erwähne hier nur diejenigen, bei denen während oder nach der Kur Harnuntersuchungen gemacht wurden. Es sind dies neun.

Es wurden täglich 3 grm. Salbe eingerieben, Nr. 17 und Nr. 22 erhielten jeden 5ten Tag 4—5 Stunden vor der Einreibung ein Bad, die übrigen Patienten wurden nicht gebadet.

Nr. 15.	Papul.	Syph.	11	Einreib.	3	Unters.	1	pos.	2	neg.
Nr. 16.	»	»	21	»	10	»	10	»	—	»
Nr. 17.	»	»	24	»	16	»	15	»	1	»
Nr. 18.	»	»	30	»	—	»	—	»	—	»
Nr. 19.	»	»	22	»	10	»	10	»	—	»
Nr. 20.	Maculo-papul.		23	»	—	»	—	»	—	»
Nr. 21.	Roseola		13	»	3	»	3	»	—	»
Nr. 22.	Maculo-papul.		30	»	8	»	8	»	—	»
Nr. 23.	Papul.	Syph.	12	»	—	»	—	»	—	»

Die Untersuchung des Harnes nach der Kur ergab:

Nr. 18.	1 Monat nach	30 Einreib.	8 Unters	5 pos.	3 neg.
Nr. 20.	» » »	23 »	2 »	1 »	1 »

Bei Nr. 15 mussten die Einreibungen am 12ten Tag wegen intensiver Stomatitis ausgesetzt werden, bei Nr. 18 wurde nach 30 Einreibungen ebenfalls Stomatitis notirt.

Bei Nr. 22 traten nach 9 Einreibungen leichte Eczem-Erscheinungen auf, die Hautsymptom war nach 11 Einreibungen verschwunden, die noch ulcerirte Sclerose hingegen heilt erst auf Localbehandlung mit Calomel. Auch sonst wurde, wo es nöthig schien, eine nichtmerkurielle Localbehandlung (Aetzungen mit Trichloressigsäure, conc. Carbolsäure oder Jodoform) zu Hülfe gezogen.

In Nr. 15 waren schon nach 3 Einreibungen Spuren von Quecksilber im Harn.

In Nr. 22 von Anfang an Spuren, das positive Ergebniss blieb constant. Auch in Nr. 17 und 19 liess sich das Quecksilber schon nach der ersten Einreibung nachweisen, in letzterem Falle fand sich schon eine reichliche Menge nach 2 Einreibungen.

Nr. 20 bekam einen Monat nach der Kur Rhagaden an der Unterlippe und Nr. 23 gebar einen Monat nach der — allerdings nur aus 12 Einreibungen bestehenden — Kur ein syphilitisches Kind und wurde uns von der Gebäranstalt mit einem neuen papulösen Syphilis überwiesen, welches eine abermalige Allgemeinbehandlung nothwendig machte. (Cf. Oleat.)

Das Quecksilberoleat wurde in 27 Fällen zur Anwendung gebracht:

Nr.	Diagnose		Einr.		Dosis	Analys.		pos.		neg.	
Nr. 23.[1]	Papul.	Syph.	20	Einr.	(à 3,0).	9	Analys.	7	pos.	2	neg.
Nr. 24.	»	»	35	»	(19 à 3,0, 16 à 6,0).	9	»	5	»	4	»
Nr. 25.	»	»	22	»	(à 3,0).	11	»	4	»	7	»
Nr. 26.	»	»	22	»	(à 3,0).	14	»	8	»	6	»
Nr. 27.[2]	Grosspapul.	»	33	»	(24 à 3,0, 9 à 6,0).	17	»	10	»	7	»
Nr. 28.	Pustul.	Syph.	21	»	(à 3,0).	12	»	9	»	3	»
Nr. 29.	Papul.	»	32	»	»	5	»	5	»	—	»
Nr. 30.	»	»	34	»	»	7	»	4	»	3	»
Nr. 31.	»	»	32	»	»	6	»	3	»	3	»
Nr. 32.	»	»	22	»	»	6	»	3	»	3	»
Nr. 33.	»	»	25	»	»	12	»	9	»	3	»
Nr. 34.	»	»	24	»	»	8	»	4	»	4	»
Nr. 35.[2]	»	»	28	»	(23 à 3,0, 5 à 6,0).	4	»	3	»	1	»
Nr. 36.[2]	»	»	31	»	(28 à 3,0, 3 à 6,0).	6	»	4	»	2	»
Nr. 37.	»	»	28	»	(16 à 3,0, 12 à 6,0).	10	»	7	»	3	»
Nr. 38.[3]	Maculo-pap.	»	24	»	(à 3,0).	6	»	2	»	4	»
Nr. 39.	Papul.	»	25	»	**(à 6,0).**	12	»	12	»	—	»
Nr. 40.	Macul.	»	12	»	(à 3,0).	12	»	4	»	8	»
Nr. 41.	Papul.	»	26	»	**(à 6,0).**	6	»	5	»	1	»
Nr. 42.	Pustul.	»	25	»	(à 3,0).	16	»	8	»	8	»
Nr. 43.[4]	Iritis	syphil.	24	»	(à 3,0).	16	»	9	»	7	»
Nr. 48.	Papul.	Syph.	20	»	**(à 6,0).**	6	»	5	»	1	»

Nr.	Diagnose	Einr.		Dosis	Analys.		pos.		neg.	
Nr. 44.	Cystitis	16	Einr.	(à 3,0).	11	Analys.	5	pos.	6	neg.
Nr. 45.	»	11	»	»	5	»	3	»	2	»
Nr. 46.	»	19	»	»	10	»	3	»	7	»
Nr. 47.	»	13	»	»	16	»	7	»	9	»
Nr. 20.[5]	»	12	»	»	10	»	8	»	2	»

[1] Vor 4 Wochen 12 Einreib. mit Ung. hydrarg. Le Beuf à 3,o. pro die

[2] Die Harnuntersuchungen beziehen sich nur auf die Periode der Kur, während welcher 3,o angewandt wurde.

[3] Vor 4 Monaten 4 Injektionen von Hydrarg. cyanat. à 0,01.

[4] Vor 8 Monaten 24 Einreibungen mit Ung. hydrarg. dupl. ph. Gall.

[5] Vor $2\frac{1}{2}$ Monaten 23 Einreib. mit Ung. hydrarg. Le Beuf à 3,o pro die.

Nr. 24.	1 Monat	nach	35	Einreibungen	4	Analys.	4	pos.	—	neg.
	2 Monate	»	35	»	1	»	1*	»	—	»
Nr. 35.	2 »	»	28	»	4	»	4	»	—	»
	3 »	»	28	»	2	»	1*	»	1	»
	4 »	»	28	»	6	»	—	»	6	»
Nr. 37.	1 Monat	»	28	»	2	»	2	»	—	»
Nr. 45.	1 »	»	11	»	4	»	—	»	4	»
Nr. 47.	1 1/2 »	»	13	»	5	»	—	»	5	»

Was den Beginn der Ausscheidung betrifft, so ergab sich folgendes :

In 23 und Nr. 39 fand sich schon nach einer Einreibung Quecksilber im Harn.

In Nr. 34 fand sich nach der ersten Einreibung kein Quecksilber im Harn, nach zwei Einreibungen Spuren.

In Nr. 40 ergab die Untersuchung sowohl nach einer Einreibung, wie nach 2 Einreibungen ein negatives Resultat, erst nach drei Einreibungen war der Nachweis möglich.

In Nr. 48 waren nach 3 Einreibungen Spuren von Quecksilber nachweisbar.

In Nr. 35 wurde nach 3 Einreibungen Quecksilber gefunden, in Nr. 33 nach 4 Einreibungen.

In Nr. 36 nach 3 Einreibungen kein Quecksilber, nach 4 Einreibungen Spuren.

Von den 27 Fällen, welche mit Oleat behandelt wurden, kamen in 19 Fällen 3,0 zur täglichen Anwendung, bei 14 derselben wurde herkömmlicher Weise der Ort bei jeder Einreibung gewechselt, während bei den übrigen 5 Patienten (Cystitis Nr. 44, 45, 46, 47, 20) wurde jedesmal die Unterbauchgegend zur Einreibung benützt.

* Spuren von Quecksilber.

In 5 Fällen wurde anfänglich 3,0 angewandt, späterhin jedoch die Dosis verdoppelt (Nr. 24, 27, 35, 36, 37).

Endlich in 3 Fällen kamen von Anfang an 6,0 pro die in Anwendung (Nr. 39, 41, 48).

Von allen Präparaten, welche bei uns cutan angewandt wurden, reizt das Oleat in der Dosis von 3-6,0 angewandt bei jedesmaligem Wechsel der Applicationsstelle die Haut am wenigsten. Bei keinem der 22 Patienten, bei welchem die Schmierkur nach obiger Vorschrift durchgeführt wurde, traten die geringsten Eczemerscheinungen auf. Ebenso wenig wurde trotz der über einen Monat in vielen Fällen fortgesetzten täglichen Einreibungen irgend welche Reizung des Zahnfleisches beobachtet. Eine Ausnahme macht hiervon die sub Nr. 48 aufgeführte Patientin, wo nach 20 Einreibungen à 6,0 eine ulceröse Stomatitis auftrat, deren Entstehung bei der geringen Reinlichkeitsliebe der betreffenden Patientin nicht auffallen konnte.

Bei Beurteilung der klinischen Resultate ist es nöthig zu berücksichtigen, dass sich unter den mit Oleat behandelten Patienten mehrere befanden, welche besonders schwere Symptome der Syphilis zeigten (z. B. Nr. 27, 31), ferner dass das Quecksilberoleat in der Dosis von 3,0 nur halb so viel Quecksilber enthält, wie das Ung. hydrarg. dupl. ph. gall. (Lebeuf).

Zur wirksamen Unterstützung der Allgemeinbehandlung wurden gleichzeitig locale Aetzungen mit Trichloressigsäure gemacht (Nr. 25, 29, 30, 31, 32, 37), wirksamer erwiesen sich Aetzungen mit Carbolsäure.

In Nr. 24 wurde, da nach 31 Einreibungen (19 à 6,0) die Papeln an den Genitalien noch nicht rückgängig waren, zur Localbehandlung mit Liq. hydrarg.

nitric. oxydul. ph. gall. geschritten und Iodkali innerlich verordnet. Auf die Onychia hatte das Oleat in diesem Falle gar keine Wirkung. — 6 Wochen nach der Inunctionskur zeigte sich ein Recidiv am Anus.

Nr. 25 wurde nach 22 Einreibungen entlassen, die Papeln am Anus waren noch nicht geheilt.

In Nr. 26 war nach 22 Einreibungen die Sclerose noch nicht geheilt.

In Nr. 27 erwiesen sich 25 Einreibungen zu 3,0 und 8 zu 6,0 als ungenügend, um ein grosspapulöses Syphilid zum Rückgang zu bringen.

In Nr. 31 waren nach 32 Einreibungen und gleichzeitigen localen Aetzungen mit Trichloressigsäure die syphilitischen Erscheinungen noch nicht rückgängig und heilten erst auf locale Behandlung mit Liq. hydrarg. nitric. oxydul. ph. gall. — 3 Monate nach Beendigung der Schmierkur gebar die Patientin ein bis jetzt gesundes Kind und hat seither keine Recidive gehabt.

Nr. 28 (pustul. Syphilid.) wurde nach 21 Einreibungen als gebessert entlassen und musste sich ausserhalb des Spitals einer weiteren mercuriellen Behandlung unterwerfen.

Im Falle Nr. 34 trat einen Monat nach der Kur (24 Einreibungen à 3,0) ein Recidiv an den Genitalien auf.

Im Falle Nr. 37 erwiesen sich 29 Einreibungen (16 à 3,0, 12 à 6,0) bei gleichzeitigen Aetzungen mit Trichloressigsäure absolut unwirksam auf die Involution der hypertrophischen Papeln an den Genitalien, es wurde daher zur Aetzungen mit Carbolsäure und innerlichem Gebrauche von Iodkalium übergegangen.

In Fall Nr. 40 (Roseola), wo nur 12 Einreibungen à 3,0 gemacht wurden, trat 2 Monate später ein ausgebreitetes papulöses Syphilid auf, zu dessen Behandlung 26 Einreibungen à 6,0 Oleat nöthig waren. Am Ende der Kur bekam der Patient ein sehr hartnäckiges mercurielles Eczem im Gesichte.

In Fall Nr. 39 waren nach 9 Einreibungen à 6,0 und zweimaliger Cauterisation mit Carbolsäure die Papeln an den Genitalien überhäutet.

Von 210 Analysen, welche während der Behandlung mit Oleat an syphilitischen Patienten gemacht wurden, ergaben 124 ein positives und 86 ein negatives Resultat.

Bei den Patienten, bei welchen eine der in dem Ung. hydrarg. dupl. ph. gall. enthaltenen Menge regulinischen Quecksilbers (1,5 Hg auf 3,0 Salbe) adäquate Menge Oleat (i. e. 6,0 mit 1,5 Hg-Gehalt) verwandt wurde (Nr. 39, 41, 48), wurden auf 24 Analysen 20 positive und nur 2 negative Resultate erhalten. Es folgt daraus, dass die Quantität des zur Anwendung gelangten Quecksilbers auf das Gesammtergebniss der Harnuntersuchungen von wesentlichem Einfluss ist.

Vergleichen wir die Gesammtergebnisse der Ausscheidung bei Anwendung gleicher Quantitäten Oleat und Sapo mercurialis, welche beide den gleichen Procentgehalt an regulinischem Hg haben, i. e. 0,75 Hg auf 3,0, so ergiebt sich folgendes:

Oleat :	186 Analysen	104 positiv	84 negativ	(i. e. 45 %)
Sapo mercur.	66 »	48 »	18 »	(i. e. 27 %)

Es geht also hieraus hervor, dass bei Anwendung der Merkurseife, welche das Quecksilber in metallischem Zustande enthält, die Aufnahme des Quecksilbers eine viel reichlichere ist, wie bei Anwendung des Oleats, welches das Quecksilber in oxydirtem Zustande enthält.

Vergleichen wir die Gesammtergebnisse der Ausscheidung bei Anwendung adäquater (d. h. gleichen Quecksilbergehalt enthaltender) Mengen Oleat (i. e. 6,0) und Ung. hydrarg. dupl. ph. gall. (3,0), so ergiebt sich:

Oleat:	24 Analysen	20 positive	2 negative
Ung. hydrarg. dupl.	50 »	47 »	3 »

Die auf theoretischen Voraussetzungen beruhende Annahme früherer Autoren, dass eine das Quecksilber in oxydirtem Zustande enthaltende Salbe leichter resorbirt werde, wie eine das Quecksilber in regulinischem Zustande enthaltende Salbe, findet also in meinen Untersuchungen keine Bestätigung.

Das Oleat wurde auch in 5 Fällen von Cystitis angewandt. Herr Dr. Posselt in München hatte beobachtet, dass bei Patienten, welche gleichzeitig an Syphilis und an Cystitis litten, die Symptome des Cystitis auffallend schnell zurückgingen, sobald die mercurielle Behandlung (Cyanquecksilber-Injectionen) eingeleitet wurde.

In Erinnerung dessen liess ich im Fall Nr. 44, wo es sich um eine sehr schwere Form von Cystitis handelte, dem Patienten Einreibungen von Oleat auf den Bauch machen. Das Resultat war so befriedigend, dass diese Behandlungsweise auch an anderen Patienten versucht wurde.

Nr. 20 und 46 wurden gleichfalls mit Erfolg behandelt, Nr. 45 und 47 hingegen zeigten keine wesentliche dauernde Besserung, die mercurielle Behandlung musste wegen ausgedehnten Eczemerscheinungen aufgegeben werden, welche sich überdies auch in Nr. 20 einstellten.

In beiden Fällen (Nr. 45 und 47) bildete die Schwangerschaft eine unangenehme Complication der Cystitis. Beide Patientinnen wurden späterhin mit Ausspülungen der Blase mit 1 $^{1}/_{2}$ $^{0}/_{0}$ Borsäure behandelt.

Was die Ausscheidung betrifft, so sehe ich zunächst von Fall Nr. 20 ab, weil hier schon eine mercurielle Behandlung vorausgegangen war.

In den übrigen 4 Fällen (Nr. 44, 45, 46, 47) wurden auf 42 Untersuchungen 18 positive und 24 negative Resultate erhalten, meist waren nur Spuren oder wenig Quecksilber zu finden.

Es fand also bei diesen Patienten, bei welchen stets dieselbe Hautregion (Unterbauchgegend) zu den Einreibungen verwandt wurde, eine wesentlich geringere Resorption statt, als bei den anderen mit gleichen Quantitäten Oleats behandelten Kranken, bei welchen die Applicationsstelle jedesmal gewechselt wurde und grössere Hautpartien zur Einreibung verwandt wurden. Nach Overbeck würde die Erklärung hierfür in der durch das Auftreten der Hautentzündung verminderten Resorptionsfähigkeit der Haut zu suchen sein.

Was die Wirkung auf den syphilitischen Process betrifft, so ergiebt der Vergleich zwischen dem Oleat, der Merkurseife und dem Ung. hydrarg. dupl. ph. gall. folgendes:

Es waren bei

Ungt. hydrarg. dupl.	à 3,0	(9 Fälle)	durchschnittl.	20 Einreibungen
Sapo mercurialis	à 6,0	(nur 1 Fall)	»	18 »
» »	à 3,0	(7 Fälle)	»	20 »
Quecksilberoleat	à 6,0	(3 »)	»	24 »
» zuerst à 3,0, dann	à 6,0	(5 »)	»	27 (18 à 3,0 u. 9 à 60).,
»	à 3,0	(17 »)	»	24 Einreibungen

nöthig, um die syphilitischen Erscheinungen (meist papulöse Syphilide) zum Rückgang zu bringen, wobei freilich bei Beurteilung des Erfolges die in vielen Fällen gleichzeitig angewandte Localbehandlung mit Trichloressigsäure oder Carbolsäure mit in Rechnung gezogen werden muss.

Wir sehen aus obiger Tabelle, dass bei Anwendung des Quecksilberoleats sowohl in der Dosis von 3,0, als auch in der Dosis von 6,0 pro die mehr Einreibungen nöthig waren, als bei Anwendung von 3,0 Ungt. hydrarg. dupl. oder 3,0 Sapo mercurialis. In den 5 Fällen, wo im Laufe der Behandlung die Dosis verdoppelt wurde, gelangten 36 × 3,0 zur Anwendung. Hierzu kommt noch, wie in dem vorhergehenden ausführlich besprochen wurde, dass die angewandte grosse Zahl Einreibungen nicht immer (vergl. besonders Nr. 24 und Nr. 27) ausreichte, um den gewünschten Erfolg zu erzielen, so dass man genöthigt war, zu einer anderen wirksameren Behandlungsweise überzugehen.

Wir kommen daher zu dem Schluss, *dass das Oleat in der Dosis von 3,0 der Merkurseife und dem Ung. hydrarg. dupl. in der Dosis von 3,0 an Wirksamkeit beträchtlich nachsteht.*

Auch bei Anwendung der doppelten Dosis (6,0 Oleat), d. h. bei einer dem Quecksilbergehalt von 3,0 Ung. hydrarg. dupl. adäquaten Quantität, liess sich zum mindesten eine schnellere Wirkung durch das Oleat nicht erzielen.

Da das Oleat unter den genannten Präparaten verhältnissmässig die Haut am wenigsten reizt und am seltensten Affectionen des Zahnfleisches hervorruft, so dürfte es sich hauptsächlich für die Behandlung leichterer Formen der Syphilis eignen, bei denen man durch längere Zeit kleinere Dosen von Quecksilber einverleiben will.

Das nach Lucien Le Beuf's Angaben bereitete Ung. hydrarg. dupl. Ph. gall., welches ohne ranziges Fett und ohne alte graue Salbe bereitet das Quecksilber in möglichst oxydfreiem Zustande enthält, ist in Anbetracht seiner schnellen und reichlichen Resorption, sowie der relativ günstigsten Einwirkung auf den syphilitischen Prozess zur Behandlung schwererer Fälle unter den zu Einreibungskuren verwandten Präparaten am meisten geeignet.

Die von Oberländer empfohlene Merkurseife übertrifft sowohl an Resorptionsfähigkeit, wie an therapeutischer Wirkung das Quecksilberolerat, und steht bei geringerem Procentgehalt an regulinischem Quecksilber dem Ung. hydrarg. dupl. Ph. gall. an Resorptionsfähigkeit und Wirksamkeit sehr nahe, ist jedoch wegen der Schwierigkeit, ein genau den von Oberländer gegebenen Vorschriften entsprechendes Präparat darzustellen, sowie wegen der Schwierigkeit, grössere Quantitäten desselben zu verreiben, weniger zu empfehlen.

Was den Beginn der Ausscheidung betrifft, ergeben die Untersuchungen :

Das Quecksilber kann bei cutaner Anwendung (gerade so wie bei subcutaner Injection löslicher Salze oder bei interner Application) schon nach 24 Stunden im Harn nachgewiesen werden, die Resorption geht also auch durch die Haut ziemlich rasch vor sich und das Quecksilber bedarf jedenfalls nicht mehrerer Tage, sondern höchstens mehrerer Stunden, um in löslicher Form in den Kreislauf zu gelangen.

Indess ist der Nachweis nach einer oder zwei, selbst drei Einreibungen nicht immer möglich, wahrscheinlich weil bei cutaner Application die Umwandlung und Resorption des Quecksilbers allmählich vor sich geht und in den ersten Tagen der Kur der im Harne ausgeschiedene aliquote Teil des bis dahin zur Resorption gelangten Quecksilbers quantitativ relativ unbedeutend ist, während bei Injectionen grössere Quantitäten mehr plötzlich in den Kreislauf gelangen.

Von 430 Analysen, die an 48 Fällen während der Dauer der verschiedenen von mir angewandten cutanen Behandlungsweisen gemacht wurden, ergaben 293 ein positives und 137 ein negatives Resultat.

In 10 Fällen wurde auch im Verlauf des ersten bis vierten Monats nach der Kur der Harn der Untersuchung unterworfen.

Der Uebersichtlichkeit wegen stelle ich hier diese Fälle noch einmal zusammen:

Nr. 1.	2	Unna'sche Pflaster	(= 40,0 Hg)	1	Mon. n. d. Cur	4 Unters.	3 pos.	1 neg.
	2	»	» »	3	» »	2 »	1 »	1 »
Nr. 6.	3	»	» (= 60,0 Hg)	1 1/2	» »	7 »	5 »	2 »

Nr. 7.	18 Einreib.	Sapo merc. à 6,0	1	Mon. n. d. Cur	1 Unters.	1 pos.	— neg.
Nr. 18.	30 »	Ung. hydrarg. dupl.	1	» »	8 »	5 »	3 »
Nr. 20.	23 »	» »	1	» »	2 »	1 »	1 »
Nr. 24.	35 »	Hg-Oleat	1	» »	4 »	4 »	— »
	35 »	»	2	» »	1 »	1 »	— »
Nr. 35.	28 »	»	2	» »	4 »	4 »	— »
	28 »	»	3	» »	2 »	1 »	1 »
	28 »	»	4	» »	6 »	— »	6 »
Nr. 37.	28 »	»	1	» »	2 »	2 »	— »
Nr. 45.	11 »	»	1	» »	4 »	— »	4 »
Nr. 47.	13 »	»	1 1/2	» »	5 »	— »	5 »

Es kommen also in's Gesammt auf 52 Untersuchungen nach der Kur 28 positive und 24 negative Resultate.

Davon 1	Monat nach der Cur	25 Analysen	16 pos.	9 neg.
1 1/2	» » » »	12 »	5 »	7 »
2	» » » »	5 »	5 »	— »
3	» » » »	4 »	2 »	2 »
4	» » » »	6 »	— »	6 »

Bei allen Patienten gelang der Nachweis innerhalb der ersten drei Monate nach der Kur bei mehrmaliger Harnuntersuchung, mit Ausnahme von zwei Fällen (Nr. 45 und Nr. 47), wo schon nach 1 resp. $1^1/_2$ Monaten trotz mehrmaliger (4 resp. 5) Analysirung des Harns kein Quecksilber gefunden wurde, wobei zu berücksichtigen bleibt, dass hier nur relativ kleine Mengen Quecksilber, i. e. 11 resp. 13 Einreibungen von

3,0 Oleat ohne Wechsel der Applicationsstelle (immer auf den Bauch) zur Kur verwandt worden waren.

In Nr. 35, wo der Harn in monatlichen Intervallen untersucht wurde, gelang der Nachweis 2 und 3 Monate nach der Kur, 4 Monate nach der Kur konnte der Nachweis jedoch trotz 6maliger Harnuntersuchung nicht mehr geliefert werden.

Fassen wir daher das Vorhergehende nochmals kurz zusammen, so ergiebt sich:

Bei jeder längere Zeit fortgesetzter Einreibungskur (resp. bei Substitution derselben durch ein- oder mehrmaliges Auflegen grösserer Quantitäten von regulinischem Quecksilber in Pflasterform 20,0 pro Pflaster) lässt sich der Nachweis der Elimination des Quecksilbers durch den Urin während der Kur führen. Auch in den ersten drei Monaten nach der Kur gelingt der Nachweis der Quecksilberausscheidung durch den Harn in der Regel, vorausgesetzt dass während der Kur grössere Mengen Hg angewandt wurden (z. B. 15—20 Einr. à 3,0 Ung. hydrarg. dupl.).

Wenn man grosse Quecksilbermengen in Pflasterform (Beiersdorff-Unna'schen Quecksilberpflastermull in Stücken von $^1/_5$ □Meter mit einem Gehalt von 20,0 regulinischem Quecksilber) einmal oder mehrere Pflaster in kurzen Zwischenräumen hintereinander (also je 20, 40, bei 3 Pflastern 60,0 Hg) auf ausgedehnte Hautpartien applicirt und die Pflaster 9—20 Tage liegen lässt, so lässt sich eine reichliche, während der Dauer der Kur fast konstante und auch 3 Monate nach der Kur noch nachweisbare Ausscheidung des Quecksilbers durch den Harn, sowie eine günstige Einwirkung auf den syphilitischen Process constatiren.

Nachträgliche Ausscheidung.

Anhangsweise füge ich hier noch die Resultate der Untersuchungen bei, die ich an 7 anderen Patienten mit Rücksicht auf die Frage der Remanenz des Quecksilbers anstellte.

Nr. 49.	12	Einreib. Ung. cin.	2	Mon.	n. d. Cur	4	Unters.	4	pos.	—	neg.
Nr. 50.	24	» » »	6	»	»	5	»	3	»	2	»
Nr. 51.	24	» » »	5	»	»	7	»	7	»	—	»
Nr. 52.	24	» » »	6	»	»	4	»	1	»	3	»
Nr. 53.	24	» » »	2	»	»	4	»	—	»	4	»
Nr. 54.	24	Inj. v. Cyan-Hg (0,01)	2	»	»	7	»	3	»	4	»
	24	» » »	4	»	»	4	»	1	»	3	»
Nr. 55.	24	Einreib. u. Jodkali	6	»	»	3	»	2	»	1	»

Es kommen also auf 38 Untersuchungen innerhalb der ersten 6 Monate nach der Kur 21 positive und 17 negative Resultate. In Nr. 49 wurde das Quecksilber nicht von mir verabfolgt, in allen übrigen Fällen hatten die Patienten die Quecksilberbehandlung bei uns durchgemacht.

Nr. 49 befand sich zur Zeit der Untersuchung seit einem Monat auf der Abteilung.

Nr. 50 war zur Zeit der Analyse 10 Tage auf der Abteilung und bekam Jodkali.

Bei Nr. 51 wurden die Urinuntersuchungen sofort nach der Aufnahme begonnen (7 +).

FSC
www.fsc.org
MIX
Papier | Fördert
gute Waldnutzung
FSC® C083411

Zeitfracht Medien GmbH
Ferdinand-Jühlke-Straße 7
99095 Erfurt, Deutschland
produktsicherheit@kolibri360.de